U0303579

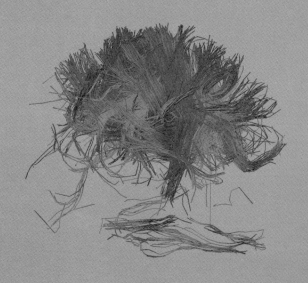

音乐与大脑

艺术与科学的奇妙旅程

● 〔加〕米歇尔·罗雄 著

● 杨恩毅 译

商务印书馆
The Commercial Press

献给克莱尔

我的挚爱

你是我心中的缪斯

前　言

从大爆炸理论到表观遗传学，再到赛博格（cyborg），我将带你走进音乐世界，踏上一段奇妙的科学之旅。我会采用最简单的形式，通过自己的思考来展开这一宏大的主题。

日常生活中，我们与音乐的关系十分密切，所以音乐成为一种理所当然的消费品。我们每个人几乎都离不开这种温柔而醉人的药品，它以各种方式影响着我们。

本书将展现艺术与科学之间紧密的关联，这种关联可以追溯到人类历史之初。我在撰写本书的过程中发现，科学再次向我们表明，音乐是广义文化的一部分，但人类社会还没有准确认识到音乐的价值。

音乐的起源、音乐影响我们的方式、音乐的物理性质、人类为促进音乐不断发展而做出的探索，科学全都给出了解释。从中我们可以看到，音乐是一笔重要的文化财富。

你会了解到大脑在感知或演奏音乐时的运作方式。你能从中感受到当下正在发生的音乐变革，比如人工智能如何进入音乐领域，以及音乐疗法的研究进展。

整本书中有很多关于音乐宇宙的讨论。对我来说，这一哲学概念包罗万象。音乐是和谐的，正如人体一样。况且，音乐的作用不就是让我们的生活更加和谐吗？

我将从自己的生活经历出发，来描绘这张声音的拼图。作为生理学家、音乐家和科学记者，我孜孜不倦地追寻着音乐之谜。为什么音乐对你我有这么大的魔力？几十年来，科学在这方面取得了巨大进展，能够越来越精确地描绘出音乐震撼我们的方式。

我也将探寻长久以来众多医生和研究人员着迷于音乐的原因。这持续千年的热情，至今仍激励着科学家更加深入地挖掘声音在人类演化中所起的作用以及声音作用于大脑的方式。我还会提到声音在治疗疾病方面越来越重要的作用。

我的挑战在于，如何将这样一个主题用浅显易懂的方式呈现给大家。科普需要精确，需要在科学的深刻与适当的简化中找到平衡。神经科学的研究者、音乐治疗师、临床医生和音乐家可能会觉得本书缺少诸多细节，并且很多主题也没有涉及，但我的目标是让音乐与科学都成为赢家，让更多普通人对这两个方面都有所了解。我希望，通过阅读本书，你能对人类最美丽的发明之一有新的理解。

米歇尔·罗雄
2018年3月于蒙特利尔

目录

第一章

静谧的宇宙

起初是虚无。

然后，在大约140亿年前的首次迸发后，一切便出现了：能量、空间、时间，还有物质。至少这是著名的大爆炸理论所描述的情景。最不同寻常的是，宇宙的诞生——这样一个无法衡量的复杂过程，所有一切都被超乎想象地排列开来——竟然是在静默中完成的。

没有一点声音……

在接下来的几秒、几分、几时、几天中，所有一切都被挤成一团。随后，物质开始形成，经过几十万年的演化，出现了最初的星系。这一猛烈的诞生过程发射出无数电磁波，但仍然没有声音。对此马上可以做出解释：声波是气体或液体中压力的变化。然而，星系间的虚空没有一点声音。从微波到伽马射线，电磁波以光速在其中穿梭，我们的耳朵却无法感受到。我们必须等待很长一段时间，也许是数亿年，才能在有大气和水的行星中获得声波。

用音乐建立联系

所以，在开始我们的探索之前，我们就明确了一个基本事实：听觉并非宇宙诞生之初就存在。音乐的出现是个漫长的过程。接下来，我会带着你穿越时空，捕捉这个过程的奇妙之处，了解音乐的创作、我们感知音乐的方式和音乐在这个变动世界中的未来。

简单地下一个定义：人类创造的音乐是一组在空气中传播的有组织的声波。于是，我们可以从宇宙的角度提出一个问题：在地球以外的地方，音乐是否依然能够存在，或者曾经在其他地方存在过？

换句话说，就是探寻宇宙中其他地方是否存在生命。为了回答这个问题，25年前我来到美国新英格兰地区一片森林的中心。在老旧而宏伟的橡树岭射电望远镜下的一个小实验室里，我遇见了一位特别的科学家：哈佛大学天体物理学家保罗·霍洛维茨（Paul Horowitz）。他热衷于搜寻地外生命，也是这一领域的领头人。他的朋友卡尔·萨根（Carl Sagan）是一位卓越的天体物理学家和科普作家，我和萨根一起加入了SETI[①]搜寻地外生命的征程。终其一生，霍洛维茨都在倾听、探测天空，希望有一趟旅途能够捕捉到一段来自地外文明的信息。

霍洛维茨和蔼可亲，说起话来滔滔不绝，他让我更好地理解了他和萨根所做的工作。萨根是宇宙生物学的奠基者之一，他的电视系列片《宇宙》（Cosmos）和科幻小说《接触》

---

① SETI全称为Search for Extra-Terrestrial Intelligence，即搜寻地外文明计划，是对所有搜寻地外文明的团体的统称。这些组织致力于用射电望远镜等先进设备接收从宇宙中传来的电磁波，从中找出并分析有规律的信号，希望借此发现外星文明。——本书脚注均为译者注

（*Contact*）让他享誉全球，《接触》一书还曾被好莱坞翻拍成同名电影。

在我与他们的交流中，霍洛维茨对我说，他和萨根都认为，音乐是人类的一种基本表达方式。他们认为，如果地外生命存在，那么这些生命一定也已经发明了音乐，或者至少能够理解我们的音乐。

我们的音乐已经飞出太阳系

正是出于这一原因，1977年宇宙探测器"旅行者1号"和"旅行者2号"带着刻有大量音乐选段和人类图像的"旅行者金唱片"飞出地球。两个探测器的目标是研究木星、土星、天王星和海王星。它们的旅程没有终点，离开太阳系后，它们就成了扔在宇宙海洋里的漂流瓶。

标明我们在宇宙中位置的坐标被刻在金唱片的封面上。金唱片中包含人类最具代表性的音乐作品，有伊戈尔·斯特拉文斯基①的《春之祭》、查克·贝里②的《约翰尼·B.古德》，

---

① 伊戈尔·斯特拉文斯基（Igor Stravinsky，1882—1971），俄裔美国作曲家、钢琴家和指挥家，20世纪现代音乐的传奇人物，在原始主义、新古典主义以及序列主义这三个不同的音乐流派做出革新，被誉为"音乐界的毕加索"。

② 查克·贝里（Chuck Berry，1926—2017），美国吉他手、歌手和词曲作者，是摇滚音乐的先驱者之一。摇滚名人堂的"500首塑造了摇滚乐的歌曲"收录了3首贝里的作品，其中就包括文中提到的《约翰尼·B.古德》。

以及各种文化、各种文明中的传统音乐。这是一份我们自己的声音标本。

"旅行者1号"于2012年8月22日飞出太阳系，"旅行者2号"也同样会飞出去，由此踏上一段长长的星际旅行。两个探测器都带有这些音乐信息，它们仍在正常工作，也就是说，这两个探测器会不断发出信号，一直到2025年。

慢慢地，科学家们开始认可卡尔·萨根和保罗·霍洛维茨的想法。虽然许多学者认为不存在来自其他外星文明的不明飞行物，但他们仍然相信宇宙中其他地方存在生命诞生的条件。根据天文学家目前的估计，宇宙中大约有4 000亿颗系外行星，也就是在太阳系之外演化的行星。也许还有4 000亿种交响乐是我们没有听过的，但也许我们永远也听不到了，因为这些行星对我们来说遥不可及。

倾听宇宙的音乐

虽然天体物理学家尚未发现来自地外文明的信号，但他们中的一些人萌生了将电磁波转换为声波的想法。奇妙的天文学发现让他们着迷：脉冲星、星系、超新星和行星系统产生的波，其结构与音乐十分相似。

这一技术的开拓者是一位女性，名为万达·迪亚斯·梅赛德（Wanda Diaz Meced），她的故事让人动容。50多年前，万达出生于波多黎各一个贫困的家庭。当她还是个小女孩的时候，就梦想成为一名宇航员，并对天体物理学产生了浓厚的兴趣。但万达不幸患上糖尿病，病魔渐渐吞噬她的视力，最终，她在大学学习天体物理学期间失明。她再也看不见星星，也读不了望远镜观测到的数据了。她的梦想破灭了。

她当时只有20多岁，并没有因此泄气。相反，她将身体的残疾转化成优势，改变自己研究天体的方式。作为研究超新星，即恒星超大规模爆发的专家，她决定将观测到的超新星发出的电磁波转化为声波。

她的发现让人激动不已。这里没有作曲家，没有拿着乐器的演奏家，只有自然本身，所创造的波的结构却和音乐十分相似。

正如万达自己所说，这些有序的声音赋予她全新的视角，来研究以前用眼睛观测的现象。通过把这些现象转换为声音，她听到了脉冲星信号强度的变化。以210光年以外的EX Hydrae双星系统为例，在听到这两颗恒星相互作用产生的脉冲后，她发现了两颗恒星运行的异常，而这种异常用当时的模型还无法预测。

由于身体不便，她不得不用耳朵倾听这些现象，而不是像其他大部分科学领域的研究实践那样用眼睛观察。她的工作开辟了天文学研究的新角度。

系外行星的音乐

天体物理学家迈特·鲁索（Matt Russo）对此有自己的看法。他在多伦多的加拿大理论物理研究所做博士后期间建立了一套音乐模型，能够更好地了解新型行星系统的运行模式。

迈特·鲁索的项目名叫"系统声音"（System Sounds），建立在Trappist-1行星系统之上。这一行星系统是最近才发现的，距离我们39光年（即370 500亿公里）。该系统由7颗与地球大小相当的行星组成，其中一些行星上面很可能有水存在。通过将每个行星的轨道长度转换为精确的频率，再将其公转时间转换为有节奏的脉动，迈特·鲁索发现了其中和谐而带有律动的部分，类似于极简主义作曲家菲利普·格拉斯[①]或斯蒂夫·莱希[②]的作品。

这一行星总谱中音的高低，即音程，是由每个行星的轨道运行距离决定的。运行距离越短，音调越高、节奏越快；轨道越长，则音调越低、节奏越慢。鲁索将这7颗行星的音调

---

① 菲利普·格拉斯（Philip Glass，1937— ），美国当代作曲家，简约主义风格的代表人物之一，同时也为电影配音作曲。电影《楚门的世界》配乐便出自于他。

② 斯蒂夫·莱希（Steve Reich，1936— ），犹太裔美国简约主义古典音乐作曲家。莱希受到非洲、亚洲音乐以及简约派作曲家特里·赖利（Terry Riley）的影响，曾进行过很多电子音乐方面的实验。2009年凭借《双六重奏》获得普利策奖。

和节奏合到一起之后，便得到了一首颇具感染力的优美乐曲。古希腊的哲学家、天文学家和数学家若是能听到这首"空间音乐"，应该会感到十分欣慰，因为这就是他们所谓的音乐宇宙。

音乐宇宙

音乐宇宙理论认为，宇宙是按照和谐的数学规律运行的，行星之间的距离符合音程的规律。古希腊数学家和天文学家菲洛劳斯（Philolaos）于公元前400年左右首先提出了这一观点。他认为，一切事物都围绕着三种协和音程①运行，即八度、纯四度（音阶里的第四个音）和纯五度（音阶里的第五个音）。

大哲学家柏拉图（Platon）对此做出了进一步阐释。根据他的理论，"天上的音乐"是一组升调或降调的音阶，音程由我们的地球和其他行星之间的距离决定。他将地球和月球之间的距离作为主要单位，而地球与其他星体之间的距离都是该单位的倍数：太阳是2倍，水星是3倍，金星是4倍，火星是5倍，木星是9倍，土星是27倍。以此为基础，柏拉图找到了协和音程的比例：八度（2:1）、纯四度（4:3）和纯五度

---

① 协和音程是指听起来悦耳、融合的音程，包括一度、八度、纯四度和纯五度。

（3∶2）。

这一理论经不起现代科学知识的检验，其中提到的行星距离显然是错误的。甚至柏拉图的学生亚里士多德（Aristote）就已经指出，虽然"音乐宇宙"理论看起来很优雅，但却经不起推敲。亚里士多德认为，我们不能判定运行的天体会发出和谐的声音，我们也无法听到这些音程。

然而，大约2000年后，另一位伟大的天文学家约翰内斯·开普勒（Johannes Kepler）重新提出了这一理论。开普勒采用的方法更加准确。他根据行星自转的速度，于1619年写出了《世界的和谐》（*Harmonices mundi*）一书，指出一个让人惊讶的事实：他通过计算发现了与三度、纯五度和八度相符的比例。于1772年发表的"提丢斯－波得定则"认为，太阳系中的行星轨道半径符合一个简单的几何学规则，然而1846年发现的海王星却不符合这一规律。晶体学家维克多·戈尔德施密特（Victor Gorldschmidt）是唯一得到行星系统完美和声的人。1910年他以木星到太阳的距离作为基准，计算出了行星之间距离的音乐和声。

从自然界的和谐到音乐的和声

今天，科学家们仍然不断在恒星系统、脉冲星、双星系统中发现和谐和声的存在。将数据转换为声波之后，我们可以证实，音乐这一人类完美的杰作，其实是对自然的复制。

从宇宙大爆炸到人类的诞生，从无声的静默到令人沉醉的音乐，这当中走过了多么漫长的历程！音乐是属于我们的，我们具有想象的能力，会发出、也会感受到这种有序的振动，这就是音乐。但这一现象的关键在于我们的大脑。

这一事实打开了通向许多问题的大门：为什么人类大脑能够在自然界和音乐中区分和谐与不和谐的声音？人类的大脑不仅能够感知音乐，还能够赋予其情感、记忆和想法，这当中的演化过程是怎样的？

大脑加油站

这部交响乐的灵感来自行星：

• Holst, Gustav, *Les Planètes*, Vladimir Jurowski, direction, et Orchestre Philharmonique de Londres.

与万达·迪亚斯·梅赛德一起倾听宇宙的音乐：

• https://vimeo.com/180306696

• https://www.ted.com/talks/wanda_diaz_merced_how_a_blind_astronomer_found_a_way_to_hear_the_stars/

感受天体物理学家迈特·鲁索发现的来自Trappist-1行星系统的音乐：

10

- https://www.youtube.com/watch?v=WS5UxLHbUKc

- https://www.astromattrusso.com

深入了解科学家卡尔·萨根的思想：

- Sagan, Carl, *Contact*, Paris, Édition Pocket, 1997.

- Sagan, Carl, *Cosmos*, Villeneuve-Loubet, Éditions Sélect, 1981.

一本关于搜寻地外生命的科学历程的书：

- Raulin Cerceau, Florence, *La recherche de vie extraterrestre*, Toulouse, Uppr Éditeur, 2016.

第二章

捕捉大地的声音

> 耳朵，这个长在脸上的奇怪配件！
>
> ——亨利·米勒[①]

也许美国著名作家亨利·米勒是对的。耳朵不过就是软骨、韧带和特殊肌肉组合在一起的构造。这一神奇的结构数千万年来变得越来越精细，形态也发生了变化，它的作用对于许多动物来说十分重要。声波在空气中传播，动物们可以借此迅速知道附近有没有捕食者，有没有天敌，能喝水的河是否还很远。对于包括人类在内的所有动物来说，耳朵和听觉是赖以生存的强大工具。

声波在经过大脑解码和分析之前，首先通过两只耳朵的耳廓进入体内。耳朵就像一个漏斗，捕捉特定频率的声音，然后将声波放大，送至鼓膜。这一放大功能可不简单，它能将日常声音的音量提高10—15分贝。我们的两只耳朵可以产生立体声的效果，从而能够较为精确地在空间中确定声音的位置。如果你养了狗，那你肯定看到过，狗可以自如地旋转耳朵，甚至让两只耳朵分别活动。

智人（*Homo sapiens*）没有把这个功能保留下来，但个别人仍可以在一定程度上转动耳朵。活动的耳朵能够增强立体

---

① 亨利·米勒（Henry Miller，1891—1980），20世纪美国著名作家，富有个性又极具争议，他的作品一度在美国被禁。1961年，小说《北回归线》在美国得以出版，使其成为家喻户晓的作家。

声效果，从而更加准确地对声音进行定位。在相当长的一段时间里，声音进入耳朵之后会发生什么一直是个谜。

听觉的起源

生物在演化早期便出现了感知声音振动的功能。最早的一批生物可以通过骨骼结构感知海洋中的声波。鱼类演化出了双重听觉系统：一方面，鱼可以通过贯穿身体侧面的一条线感知附近发出的声音；另一方面，鱼还具备第二个更加复杂的听觉系统，即存在于前几节脊椎骨中的内耳。也就是说，动物走上陆地时，已经拥有了初步的听觉系统。

克里斯蒂安·克里斯滕森（Christian Christensen）是丹麦奥胡斯大学的生物学家，他最近对非洲肺鱼的研究证实了这一假说。3.5亿年前踏足陆地的首批四足动物就是肺鱼的近亲。这种鱼长得像圣劳伦斯河里的鳗鱼，但它没有外耳和中耳，因此也就没有鼓膜可以感受声音发出时的气压变化。克里斯滕森证实，低频率的声波可以直接作用于肺鱼的头部和大脑，肺鱼无需借助听觉系统便可"听到"声音。

蝾螈幼体生活在水里。克里斯滕森的研究表明，它们没有内外耳，但能探测空气中的声音。这一发现十分惊人，因为声波中99.9%的能量会被身体组织反弹回去，只有微弱的0.1%能被蝾螈接收到。

这一功能非同寻常，有了它，最初的陆生动物便能够躲避捕食者。在接下来的1亿年时间里，生物慢慢演化出了中耳，接着是内耳。声音信号正是通过这两个结构才能进入动物体内解码。

最初的爬行动物在陆地上产完卵后，会把大部分时间用于探索自己的周边环境。它们通过身体感受低频率振动，和今天匍匐前行的蛇一样，后来就慢慢能够感受到其他频率，这和蜥蜴、鳄鱼等并无二致。原始爬行动物的这一能力随着时间不断强化。

接下来，四肢和爪子的出现是促使听觉形成的又一重大演化进程。锯齿兽（*Pristerodon mackayi*）是哺乳动物的祖先之一，随着演化，它的下肢越来越强健，下颌骨复杂化的进程也得以加快，内耳小骨由此出现。有了它，动物就能更好地感知声音。动物的头部不再贴地，于是大脑不能直接通过振动感知声音。鼓膜接收的声音信号必须通过这些小骨传递到耳蜗内，再将其转化成电信号传送到大脑里。

脊椎动物的听觉

多亏了最近一个世纪以来发掘出的化石，我们才能够准确地描绘出内耳结构的演化历程。不同动物的骨骼向我们展示了自然选择是如何让它们对高频率声音的感知越来越敏锐的。

所有这一切都围绕骨骼的改变展开。首先，爬行动物的上颚和下颚相互连接；然后，在哺乳动物中，这一连接处迁移到耳朵里，成为锤骨和砧骨。与此同时，它们的咬合和咀嚼的能力并没有受到影响。

捕食者在攻击时会碰到植物枝叶，发出高频声音，因此能感知这些声音的脊椎动物更有可能存活下来。此外，最初的哺乳动物都是昼伏夜出的小动物，以昆虫为食。这两方面原因相结合，推动了听觉系统的演化，使其能够捕捉到由看不见的昆虫运动发出的轻微高频噪声。

人类的听觉

3.5亿年前，我们的祖先从水里爬上岸。以只能感知简单的声音振动为开端，听觉的演化开始了。

演化赋予我们的听觉系统处理环境中各种刺激的能力。这些刺激让我们的祖先能够找到食物，同时避开捕食者。我们在森林中漫步时，仍能听到这些丰富多样的声音。在后面的章节，我们将探讨动物以鸣叫作为沟通方式的表现，以及这些叫声在动物界的演化过程。

10万年前，我们的大脑已经在生理层面做好充足准备，能够接收并解码各种频率和音量的新的声音。一些人相信，可以唱出来的有节奏、有韵律的声音，具有自己的力量。这些声音通过他们的发展和精炼，变成了今天我们所谓的音乐。

于是，我们具备了耳朵这一复杂的器官，它以令人惊叹的方式，将身体构造与生理功能结合起来。

进入耳朵内部

然而，直到1789年，意大利解剖学家安东尼奥·斯卡帕（Antonio Scarpa）才通过观察第一次详细地描绘出人耳的内部结构。斯卡帕既有敏锐的观察能力，又具有非凡的绘画天赋。最早是他设想出声波从鼓膜传递到人耳内部结构的机制。

在他的家乡伦巴第帕维亚（Pavie en Lombardi），斯卡帕有一位贵族朋友，想让自己的孩子阿方索·柯蒂（Alfonso Corti）成为侯爵。可这位年轻人却对斯卡帕的工作十分感兴趣，决定学习医学，最终成为了一名极具才华的贵族科学家。

他发现了以他名字命名的听觉器官柯蒂氏器。这是位于耳蜗中的一个小器官，它将声音信号转换为电信号，电信号再传入大脑，我们在本章后面的部分还会谈到这一过程。

19世纪末，准确地说是在1875—1900年间，人们对听觉的研究到了痴迷的程度。这是研究声音，尤其是研究如何利用声音进行通信的黄金时代，给音乐的传播和通信方式都带来了革命性进展。

在这一时期，每个人都对听觉感兴趣。许多著名人物都对如何科学解剖听觉系统这一问题产生过浓厚兴趣，包括电话的发明者亚历山大·格雷厄姆·贝尔（Alexander Graham Bell）、改进电报技术的托马斯·爱迪生（Thomas Edison），以及发明无线电的尼古拉·特斯拉（Nikola Tesla）和古列尔莫·马可尼（Gulgielmo Marconi）。就这样，舞会拉开序幕。这些新技术让话语和音乐传播到地球的每个角落，并第一次在太空中以光速而非声速传播。

于是世界各地的人们都能通过无线电波听到音乐了。我们今天总以为这是理所当然的事，实际上，把声波转换为电磁波然后再转换为声波，这个创新至关重要。声波只能以每小时1 224公里的速度在空中传播，但电磁波却能以每秒30万公里的速度（即光速）传播。

发现听觉的复杂性

为了探究耳朵如何感知声波，又如何将声波转换为大脑中的电流，许多伟大的科学家都做了大量工作。作为一名生理学家，我惊叹于他们的杰出贡献。外耳只是声波进入我们身体的一道门，声波在中耳和内耳中发生的变化才真是奇妙非凡。

这是一个相当复杂的系统：首先，声波传递到第一层膜，即鼓膜，鼓膜带动三块小骨进行机械振动，分别是锤骨、砧骨和镫骨。镫骨再将声波传递到耳蜗内部一层螺旋状的膜上。在这层膜上，每种频率都对应特定的位置，并带动其下方的纤毛运动。这些纤毛属于15 000个毛细胞的一部分。一个声音能引起一组纤毛振动，产生电信号，并通过听觉细胞传递到大脑。

我们看到的是一种生理机制，它将波这种物理现象转换为生物体可理解的信号：通过一个不间断的过程，波被转换为机械振动，再转换为电脉冲，最终交给大脑分析。宇宙中目前还没有发现比这更复杂的东西。经过一个多世纪的探索，人们才对内耳有了如今的认识。

冯·亥姆霍兹事件

赫尔曼·冯·亥姆霍兹（Hermann von Helmholtz）是德国医生、生理学家和物理学家，他研究过人类感知外界刺激的物理学原理。作为当时的哲学家，他同样围绕着自然法则与感知规律之间的密切关系，对科学哲学进行了探究。

亥姆霍兹提出了有关视觉的重要理论以及眼睛感知图像的数学基础，让他享誉世界。同时他也十分关注声音和音乐的感知，并于1863年出版了《音调感受研究》（*Sur la sensation de la tonalité*）。1868年，他写出了《音乐生理学理论》（*Théorie physiologique de la musique*），轰动了整个声学界。他提出，旋律作为一种外部现象进入耳朵，只有在我们对其进行解读后，才能被感知到。

但是亥姆霍兹自己并不知道，他发明的"共振器"将引起一场革命。这一装置能够从一段复杂的声音中分辨出不同的频率。通过不同共振器的组合，他成功地构建并发出了元音的声音，这是在发声学方面的重要发现。

后来，一位苏格兰裔加拿大籍发明家对此产生了浓厚的兴趣。这人不是别人，正是亚历山大·格雷厄姆·贝尔。他不懂德文，当他看到共振器的示意图后，以为亥姆霍兹能让声音在图中悬挂的线上进行传播。他错误地认为这是一种电报装置，能传递声音信号。他复制了亥姆霍兹的共振器，试图重现这一不存在的现象。但实际情况是，所谓的线其实是为共振器工作提供必要电流的电线。

贝尔后来承认，如果他懂德语，也许就不会在错误的道路上追随亥姆霍兹，也不会想到电报这回事，更不会有后来的电话了。的确他犯了个错，但谁知道呢？如果不犯这个错，他也许永远发明不了电话。

伟大的冯·贝凯希

盖欧尔格·冯·贝凯希（Georg von Békésy）是真正发现内耳听觉运行方式的人。他因此获得了1961年诺贝尔生理学和医学奖。这位匈牙利生物物理学家的经历十分独特，他成为听觉方面的伟大科学家并非命中注定的事。他先是学习了滑雪和物理学，然后在第二次世界大战前来到斯堪的纳维亚，在私营企业和大学中担任研究人员。

二战期间，贝凯希在匈牙利邮政局工作，开始研究如何提升通信信号的质量。正是这一时期，他开始对人类耳朵感兴趣，因为无论如何，声音信号的质量总是取决于耳朵的健康程度。战后，他移民美国。在哈佛大学工作了一段时间之后，他来到了夏威夷大学，并在这里结束了他的职业生涯，安享晚年。贝凯希研究听觉的同时，还收藏了众多亚洲艺术品，最后他把这些收藏都捐献给了诺贝尔基金会。

他成功的关键在于他从人体分离内耳的方法。这种方法能完整地保存精巧而细小的耳蜗。通过频闪摄影技术和在耳蜗膜上放置微小的银片，他得以观察到耳蜗膜在不同的声音频率下的振动方式。他发现，高音，也就是高频声音，更容易使位于耳蜗下部的膜振动起来；相反，低频率的声音能让耳蜗顶端的膜振动起来。

于是，他得出结论：无论是噪音、人声还是音乐，耳蜗膜都能根据声音的频率和强度进行区分。这层膜下面有数千根纤毛，它们是感觉神经元，即毛细胞的一部分。一旦有特定频率的声音带动纤毛振动，纤毛细胞便会检测到。特定的频率带动纤毛振动，引发感觉神经元内部产生电信号，然后从听觉神经传递到大脑。

戈尔德假说：耳蜗自己会振动！

虽然我们承认贝凯希的理论是正确的，但也解释不了全部。一位名叫托马斯·戈尔德（Thomas Gold）的年轻科学家猜想，耳蜗并不是一个只会捕捉信号并传导至听觉神经的被动系统。实际上，众所周知，受过良好训练的音乐家都有一双非同寻常的耳朵，他们能够辨别出与正确音调频率相差仅2%的走调音符。作为生物物理学家，戈尔德曾在剑桥、哈佛和康奈尔大学任教。他提出，耳蜗的膜和纤毛其实是声波捕捉器，能主动将声波进行放大，有点像收音机。这样，进入耳朵的声音就能被转换成更为清晰、强度更大的电信号。

托马斯·戈尔德做了一次实验，用耳鸣来测试他的假设。大约有10%的人能听到嗡嗡、嘶嘶或者嘘嘘的声音。造成耳鸣的原因多种多样，其中包括病理性原因、药物原因、听力受损、重度疲劳、颅骨损伤等，其中最常见的一个原因是环境噪音过度。

戈尔德将受试者暴露于过度的噪音环境中，然后录下因此造成的耳鸣，试图证明耳蜗的纤毛和膜就像真正的声音放大器一样，并且放大效果足够大，能被仪器测量。遗憾的是，当时（1948年）的器材还不够灵敏，没有探测到耳蜗产生的声音。

最终，英国物理学家大卫·肯普（David Kemp）于1978年录下了这个声音，由此证实了毛细胞本身能够使膜产生振动这一假设。这种现象叫作耳声发射或"肯普回声"。由此可见，耳朵具有自身的反馈机制，它能让声音在听觉系统中产生共振，从而更加准确地辨别声音。这种声音是自主发射的，或者由另一个声音产生。这一现象被应用在听力障碍者，尤其是患有遗传性耳聋的儿童的听力测试上，因为他们的毛细胞不会产生"肯普回声"。

大脑加油站

一部关于听觉的优秀纪录片《大脑节奏：聆听未来》：

- Lamount, Andrea, *Brain Beats: Entendre le futur*, coproduction Lukimedia, CRE, ARTE, 2DF, TVE, Gorgone productions, 2016.

  https://www.youtube.com/watch?v=MAPvhDoz3w0

两本深入了解听觉起源及其复杂性的书：

- Campo, Pierre, *L'audition*, Plombières les bains, Ex Aequo, 2016.
- Vergnon, Laurent, *L'audition dans le chaos*, Paris, Éditions Masson, 2008.

一本关于进化论的经典读物：

- Gould, Stephen Jay, *Comme les huit doigts de la main: Réflexions sur l'histoire naturelle*, Paris, Éditions Points Sciences, 2000.

第三章

语言和音乐的诞生

　　从远古时期开始，音乐就伴随着我们的情感，因为在人类演化过程中，音乐早于语言产生。实际上，在很长一段时间里，人类在会说话之前，是使用旋律表达自己的。音乐的情感是真正"烙"在了我们古老的大脑中。

　　——精神科医生、音乐家让－诺埃尔·博赞（Jean-Noël Beuzen）

　　人类能够通过语言交流，这将我们与其他动物区别开来。每个人都知道这一点。然而，在语言出现前，最初的人类通过音乐进行交流，这一假说就没有那么为人熟知了，而且科学界对此也颇有争论。那么，语言真的是音乐的副产物吗？

达尔文认为的音乐起源

　　进化论之父查尔斯·达尔文（Charles Darwin）也对音乐感兴趣。在1876年出版的《人类的由来及性选择》（*Descent of Man, and Selection in Relation to Sex*）一书中，他提出了一种机制，也许能够解释音乐的出现及其在社会中的重要作用，因为音乐决定了性选择普遍存在于人类当中。达尔文写道：

　　　　说到原始人的性选择，他可能首先会用嗓音发出真正的音乐节奏，也就是说，像今天猴子或者长臂猿发出歌声一样。由此我们可以通过类比得出结论，这种能力可能应用于求偶过程中的吸引阶段。在这个阶段，个体也许能够表达不同的情感，如爱、嫉妒、胜利等，此外还需要面对竞争者。因此，在用清晰的声音模仿这些音乐式叫喊的过程中，很可能产生了表达不同情感的词汇。

因此，对于达尔文来说，音乐只是求偶的工具，严格来说，它对物种的存续不具备其他作用。但是，根据他的说法，音乐是先于语言在人类历史上出现的。

把音乐作为一种社会构建，并采用进化论来解释其出现过程，由此引出了几个问题：音乐是自然的产物还是文化的表达？如果音乐仅在几种不同的环境中产生，那为什么它的形式如此多样，用途如此广泛？今天，一些研究人员采用"动态系统理论"来解释音乐的出现。该理论认为，大脑、文化和环境是一个处在不断相互作用中的系统，这对音乐来说是完美的。

在《音乐百万年：人类现代性的出现》（*A Million Years of Music: The Emergence of Human Modernity*）一书中，耶鲁大学的音乐学家加里·汤姆林森（Gary Tomlinson）提出了"生物文化"理论，力图解释大约10万年前音乐的出现。汤姆林森并没有将自然和文化对立起来，而是将大脑神经科学方面的研究发现融入生物学、环境和认知理论。他提出，音乐的出现是多种动态关联的因素共同导致的结果，其中包括遗传因素、文化因素、生物因素和环境因素。这种方法的优势在于，它考虑了多方面的因素，不会遗漏任何东西。

探索音乐起源的研究者

几年前，我有幸结识了丹尼尔·莱维廷（Danie Levitin）。他是一个文艺复兴式的人物，既是神经心理科医生，又是音乐家，曾经还是多个美国著名流行音乐组合的制作人，包括史提利·丹①和山塔那合唱团②。他的职业生涯十分奇特，他在美国最大的几家音乐室里硕果累累，但却突然决定转行，开始研究神经科学。他现在是蒙特利尔麦吉尔大学音乐认知、感知和鉴赏实验室主任。在办公室里看到他时，我就在想，这会是我第一次，也是最后一次欣赏流行音乐史上最伟大音乐家的金唱片的机会。但丹尼尔·莱维廷更关注大脑。对他而言，音乐是一个极具价值的模型，能帮助人们了解这个包含上千亿个神经元的器官是如何运作的。

有个假说认为，在人类的演化过程中，语言并非先于音乐出现，而是正好相反——音乐可能是人类的第一个交流工具。丹尼尔·莱维廷就是提出该假说的人之一。

越来越多的研究人员开始认同这一假说。多伦多大学的

---

① 史提利·丹（Steely Dan）是一个美国摇滚乐团，由两名核心成员沃尔特·贝克（Walter Becker）和唐纳德·费根（Donald Fagan）于1972年组建。

② 山塔那合唱团（Santana）是1966年由墨西哥裔美国吉他手卡洛斯·山塔那（Carlos Santana）成立于旧金山的摇滚乐团。乐团共获得9项格莱美奖。

迈克尔·陶特（Michael Thaut）也是如此。他长期致力于音乐和运动之间关系的研究，他创立了康复期音乐疗法，这是唯一一种经过科学验证的音乐疗法，对中风后同时存在语言和运动障碍的病人尤其有效。

一些儿童认知发育专家，包括该领域的大师马里兰州莱斯大学的安东尼·布兰特（Anthony Brandt），发现舞蹈、唱歌和游戏是儿童天生的行为。这让人联想到，语言其实是音乐的一种特殊形式。

这里举一个更直观的例子。我说话时，我的手在动；我演奏音乐时，我的手也在动；我听音乐时，我的脚会打拍子，我的腰会扭动起来……至少音乐能对我产生这样的效果。这样的动作让人意识到，从人一出生，手势就在交流过程中占有一席之地。因此，在语言和音乐之间也许存在某种紧密的联系。

神经科学家观察到，儿童会用手指指点点来表达意思。从这一现象出发，他们认为，大脑中负责语言处理的区域与负责手部和脸部运动的区域既相邻又相关。最近，他们证明了听力障碍者处理手语（一种无声的视觉信息）的区域恰恰位于大脑的语言区内。

基础性音乐：儿语

人类有一个共通的现象：儿语。这其实是母亲与孩子之间亲密交流的方式，可以追溯到智人的演化早期。每位母亲都知道，这种语言没有词语，仅仅只是一些动作、有节奏的拍抚以及带有感情和旋律的拟声词。

人类有一个很有意思的现象，胎儿在出生前两周就能听到声音，这比大部分动物早了许多。绝大部分动物只有在出生以后才能听到声音。

一位大提琴手跟我说，她直到临盆前还在音乐会上演奏。当时她把乐器直接靠在怀孕的肚子上，那是一次独一无二的体验。她发现，胎儿对音乐的反应十分强烈，而且对不同的作曲家、不同风格的音乐，胎儿的反应也不同。听着巴赫的音乐，她未出生的孩子的动作也缓慢轻柔起来。

音乐的出现：最早的乐器

智人的大脑，也就是我们的大脑，在距今大约5万至10万年前发育成熟。这时，智人的额叶大小已经足以完成基础性任务：做出决定和制作工具。

最近的考古工作发现了几根相对复杂的笛子，其历史可以追溯到4万多年前，此时的智人正与尼安德特人①共存。2012年，考古学家在德国多瑙河地区的盖森克勒斯特尔

---

① 尼安德特人（*Homo neanderthalensis*）是一群生存于旧石器时代的史前人类，1856年，其遗迹首先在德国尼安德河谷被发现。目前按照国际科学分类二名法归类为人科人属，至于是独立物种还是智人的亚种则一直不确定。

（Geissenkloesterle）洞穴中发现了两支长笛，大约有4.2万到4.3万年历史。这些原始人的乐器制作工艺精巧，其中一根笛子是用天鹅的尺骨打磨而成的，另一根笛子的原材料是象牙。

天鹅骨笛长12厘米，但实际上应该长达17厘米。笛身上有3个孔，只能吹出4种音，正好用来吹奏一些小旋律，这也许是音乐史上最初的旋律。

著名的迪维雅笛是用一头生活在更新世①的熊的股骨雕刻而成，其历史也可以追溯到大约4.3万年前。1995年，伊万·图尔克（Ivan Turk）带领的一组研究人员在斯洛文尼亚气势雄伟的迪维雅巴布（Divje Babe）洞穴中发现了这支笛子，现在还残存2个孔，实际应至少有4个。

这根笛子被命名为"尼安德特笛"，但这也可能是克罗马侬人②的作品。一些专家甚至认为，笛子并非出自人类之手，而是由其他动物制作而成。2011年，人们用木头成功复制了这根笛子，音乐家于是确定了笛子的音调，发现四个孔的笛子最初包含两个八度半的音区。

至于最初的打击乐器，调查起来则很困难。我们可以想象，最初的打击乐器就是紧绷的动物皮或者空心树干。这些

---

① 更新世（pléistocène），亦称洪积世。这一时期绝大多数动植物种类与现代相似。显著特征为气候变冷、有冰期与间冰期的明显交替。

② 克罗马侬人（Cro-Magnon）是智人的一支，生存于旧石器时代晚期。法国、西班牙等国有克罗马侬人留下的大量史前岩画，这表示他们具有一定的艺术水平。

材料早已腐烂降解，不可能保存数万年之久。

尽管如此，我们仍然在乌克兰梅津（Mezin）考古遗址中发现了一对相当大的骨头，很可能就是打击乐器。这对骨头分别是猛犸象的股骨和肩胛骨，由用驯鹿角制成的锤子精心雕刻而成，并涂有偏猩红的赭石色，同时还可作为仪式上用的装饰品。其年代距今有2.4万年。

猛犸象骨关节部位的磨损应该是由打击乐演奏者的手部造成的。这些古老的乐器在俄罗斯圣彼得堡埃尔米塔日博物馆展出，我们可以看到上面的锤痕。博物馆策展人证实了这些骨骼就是乐器的假说。俄罗斯著名打击乐手弗拉基米尔·伊万诺维奇·科洛克尼托夫（Volodymyr Ivanovych Kolokonitov）用这些骨头乐器开了一场音乐会，希望以此再现北欧人最初的音乐。

最早的礼乐

我们有理由认为，在这之前便已经有乐器发明出来。在距今4万年前的旧石器时代，出现了许多文化表现形式：珠宝、装饰品，特别是洞穴内壁上的岩画。音乐作为一种艺术形式，也是对主观想法的表达。它首先表达的是情绪，同时也与人类社会初期的各种仪式关系密切。

音乐的出现需要两个前提：人声和节奏。听觉系统不断地辨别环境中的声音，从而逐渐完善，以促进个体和群体的存续。人类将这一能力应用于对声音的模拟。接着，人类把这些模拟的声音用在最早的大型仪式上，比如狩猎、战争、游戏以及求爱。若要在打猎前给自己鼓足勇气，还有什么比大声模仿心跳的节奏，并叫喊着集合同类更令人振奋的呢？

造就了音乐大脑的仪式

当一群人涌向音乐会时，他们是否会重复祖先的动作？沉醉在原始仪式中的祖先们，喉咙里发出呜呜声，聚集在一起，模仿世界尽头的声音，表达洞穿身体的欲望。

——米歇尔·塞尔[①]

考古学家和人类学家认为，早期人类使用音乐作为一种文化工具来加强社会凝聚力。音乐是一种强大的工具，展示出人类相较于自然世界的优越性，并改变了史前文明的进程。

今天，神经科学领域试图通过脑功能影像来证实一个核心理论，即我们大脑中存在一个"音乐大脑"。这个术语被媒

---

① 米歇尔·塞尔（Michel Serres，1930—　），法国哲学家、科学史学家、文学家，1990年当选法兰西学院院士。塞尔著作等身，内容涵盖哲学、科学、文学、历史等。

体用得乱七八糟，所以有必要在这里澄清一下：并非存在一个真实的音乐大脑，只是大脑中一些区域会对音乐产生反应，并分析其中不同的结构成分、音高、和音、节奏和音色，以及所有这些带给我们的情绪反应。我们感受到的是上述内容组成的一个整体。

20年前，我遇到了神经心理学家伊莎贝尔·佩雷兹（Isabelle Peretz），这对于我后来想要弄清楚音乐对大脑的影响起着决定性的作用。佩雷兹长期从事音乐神经心理学研究，成果颇丰，是这一领域的主要研究者。她在蒙特利尔大学工作，几年前她和麦吉尔大学的同事罗伯特·扎托雷（Robert Zatorre）创建了国际大脑、音乐和声音研究实验室，简称勃拉姆斯实验室（BRAMS）①。

该实验室发现了大脑中多个与音乐感知相关的区域，也因此广受赞誉。伊莎贝尔·佩雷兹坚信，音乐是人类社会组织中必要的组成部分。甚至可以认为，物种演化的主要机制——自然选择——也适用于音乐，因为音乐能提升社会凝聚力，让个体能够在社会中生存下去。每个时代的作曲家都为凝聚人心的大事件创作过音乐，包括宗教音乐、军队音乐、求爱音乐、革命音乐、摇篮曲，等等。在生命中的重要时刻，

---

① 这一简称是从实验室的英文名（International Laboratory for Brain, Music and Sound Research）而来。"BRAMS"与德国作曲家勃拉姆斯（Brahms）的姓谐音，用作音乐实验室的名称很是巧妙。

人类总是离不开这种艺术形式，无论这些时刻涉及的是个人还是集体生活。

惊人的无言之语

音乐能传达什么呢？你可能会说，音乐可以沟通情感。但如果说音乐能说话呢？如果说纯粹的旋律本身就是文字呢？当今世上有些民族正是用音乐沟通，用音乐说话的，比如奇南特克语和戈梅拉岛哨语。

有两个截然不同的民族，分处在世界两端，说着完全不同的语言，但却有一个共同之处：他们的语言不是说的，而是"吹出来"的。奇南特克语为居住在墨西哥瓦哈卡州北部山区的原住民所用，戈梅拉岛哨语则是加那利群岛的山民使用的语言。

美国乔治城大学的语言学家马克·斯科里（Mark Scoli）对这一谜题十分感兴趣。我们不知道这些居民使用这类语言已经多久了。这类语言的句法仅仅以旋律为基础，简单而高效。

这些民族使用的所谓声调语言①完全就是音乐。他们能通过声调语言跨越广阔的空间进行沟通，这让人震惊不已。还

---

① 声调语言，即通过声调的差别表达出不同语义的语言；相对地，"非声调语言"中声调的差别只是表达不同的语气。汉语就是典型的声调语言。

需说明的是，墨西哥瓦哈卡州有着非常丰富的语言类型。这一地区居住着16个民族，有62种不同的方言。哨语能够适应不同山坡上相距遥远的村落之间人们相互沟通的需要。圣佩德罗索奇亚潘就是其中一个村子。这个小村子里只有300户人，只有男人用哨语沟通，但女人也能听得懂。这种音乐能传播到3 000米开外的地方，其复杂程度足以传递日常信息，例如收成的情况，或者进行闲聊。

马克·斯科里追随印第安纳·琼斯①的步伐，发现哨语包含不同的"音调"。实际上，根据对话者距离的远近，一共要用到7个音调。这是对面部肌肉的巨大锻炼，脸的下半部分的所有肌肉都参与其中。为了让声音足够响亮以穿越群山，必须把手指放进口中用力去吹，此时脸部一定是扭曲的。

斯科里发现，在这种语言中，几乎所有词语都能转换成音乐语言。每个词语都由一组音调构成。例如下面这句话："告诉我，你的麦田里有可以吃的蘑菇吗？"当这句话转换成韵律之后，其长度和说出来的一样。所有的标点符号也都存在：句号、问号和感叹号。

因此，这位语言学家把词语同哨音叠加，以代表特定的句子。他发现，词语和哨音能完美地融合，其韵律、重音和

①　印第安纳·琼斯（Indiana Jones）是冒险电影《夺宝奇兵》中的主角，其典型形象为头戴牛仔帽、腰挂长鞭，在丛林里寻宝的探险家。为了研究哨语，斯科里也来到山林里，因此作者说他追随印第安纳·琼斯的步伐。

节奏都是相似的。用嘴说的奇南特克语有20多种音调，这在哨语中同样存在。男人只有在公共场合与田野里才会吹哨语，在家里并不使用。这种情况造成了男女之别，因为只有男人才能吹口哨。

斯科里发现这门语言已经濒临消失。当地政府规定年轻人学习西班牙语，而非哨语。因此，这位科学家正积极收集关于这种音乐语言的信息，希望在不久的将来墨西哥人能让这种语言再次焕发活力。

戈梅拉岛哨语：模仿语言的音乐

在加那利群岛中的戈梅拉岛上，有一个2.2万人的原住民族群，他们至今还在讲戈梅拉岛哨语，这是一种像音乐一样的口哨语言。没人知道这种哨语是什么时候在这座岛上流行起来的。但是与墨西哥不同的是，西班牙政府正致力于保护这门语言。目前，该语言进入了学校课堂，并被联合国教科文组织列为非物质文化遗产。

与奇南特克语一样，这门语言也是在多山的环境下用于相互交流，因为音乐可以很容易从一个山丘传到另一个山丘。

但二者也存在不同之处。戈梅拉岛哨语不是用旋律严格地复制口语，而是西班牙语的简化形式，因为它只保留了2个元音和4个辅音。吹哨的人把指关节放进嘴里，从而扩大声音，并以这种方式来改变哨音的长度和音高。

这两则奇特的故事说明，即使在今天，仍然有人将音乐作为语言使用。但这种做法的起源却早已消失在时间的迷雾中。是音乐孕育了所有语言吗？

大脑加油站

《加那利群岛中的戈梅拉岛哨语》，来自联合国教科文组织：

- https://ich.unesco.org/en/RL/whistled-language-ofthe-island-of-la-gomera-canary-islands-the-silbogomero-00172

《雾中口哨：瓦哈卡的口哨语言》，选自《与大卫·叶特曼一起畅游美洲》系列纪录片：

- http://intheamericas.org/works/210-whistles-in-themist-whistled-speech-in-oaxaca/

- Levitin, Daniel J., *De la note au cerveau, Montréal*, Éditions de l'Homme, 2010.
- Levitin, Daniel J., *This is Your Brain on Music: The Science of a Human Obsession*, New York, Dutton, Penguin Group, 2006.
- Mithen, Steven, *The Singing Neanderthals: The Origins of Music, Language, Mind, and Body,* Cambridge, MA, Harvard University Press, 2007.

第四章

音乐是什么？

音乐是有声的数学，数学是无声的音乐。

——爱德华·赫里欧[1]

声音的组织

为什么键盘上总在重复do、re、mi、fa、sol、la、si这几个音符？为什么有些和音听起来不协和，而有些则是协和的？这是把声音组织成音乐的唯一方式吗？当我还是麦吉尔大学一个年轻的生理学学生时，我就对理解音乐的物理基础产生了兴趣。于是我上了一门音乐心理声学课。我想知道，钢琴上音符的排序是否有规律，因为我觉得钢琴的布局似乎太简单了点。

这门课坚定了我对数学和音乐的热爱。实际上，音乐里隐藏着内在的数学结构。与自然界中大多数现象一样，物质和波的组织结构暗含规律，这种规律已经在过去几百年间由科学揭示出来。音乐也是如此。所有都与数学有关：曲式、节奏以及音符之间音高的关系。但是我从小数学就不太好，就不在这里列出各种公式、图表、论证和分析了。我要向你们展示的，是这些规律背后令人神往的故事。

----

[1] 爱德华·赫里欧（Edouard Herriot，1872—1957），法国政治家、作家、激进党领袖。

音乐宇宙和比例

我们已经知道，柏拉图认为和声学是物理学的一个分支，今天我们称其为声学。毕达哥拉斯（Pythagore）则将音乐视为科学，并把它作为宇宙研究的核心问题。他还煞费苦心地测量一根振动着的弦的长度、一条气柱的长度和一个打击乐器的大小这三者之间的数学比例。他因此确定了音阶里的7个音。他用来确定音准的方法一直到中世纪末还在使用。

也就是说，两个音之间音程的比例决定了和音是否协和，尤其是较小数字，即1、2、3和4之间的比例，构成了二度、三度、四度和八度，这也就是我学生时期追问的do、re、mi、fa的由来。

我们应该注意到，古希腊人并非唯一研究音乐这一性质的民族。古代中国人、印度人、埃及人和美索不达米亚人都曾试图找到声音和音乐中隐藏的数学原理。

音符背后隐藏的比例

今天，我们已经了解大脑是如何解码毕达哥拉斯发现的规律的。音乐在经过内耳转换成电脉冲后，传递到大脑。这一信号包含了音乐中的各种频率，由大脑的特定区域解码。

当你去听交响音乐会时，你总会发现开场之前有个奇怪的仪式：在一片嘈杂中，上百位音乐家各自演奏着音调不同的片段，随即安静下来；第一小提琴手站起来，用力地拉出一个音；接着所有的乐手都在一起调音，即按照第一小提琴手的这个音校准自己的乐器。这个音就是音符la。震动的琴弦每秒钟来回移动440个周期，从而产生声波，声波则在空气中产生压力。

如果第一小提琴手奏出的这个音符la高了八度，声波就会每秒震动880个周期，即两倍的速度。再高八度，就是1 760个周期，速度提至四倍。同样，低音也是如此：低八度是220个周期，再低八度是110个周期。而其他音则只需要简单的数学关系即可得出，比如两个音之间频率比为2/3的是纯五度，比值为3/4的是纯四度。这便是音乐中隐含的数学关系。15世纪，西方在校准各个音之间的音程方面取得了实质性进展。当时采用的数学方法极其复杂，我们只需要知道，此后产生的音乐作品越来越复杂。由毕达哥拉斯建立的同度（同一个音）、八度、纯四度和纯五度之间纯粹而准确的比例已经不够用了，因为作曲家在同一部作品中混入了大调、小调和不同的音阶。这对耳朵是一种困扰。

西班牙数学家、音乐理论家和作曲家巴托洛美·拉莫斯·德·帕雷哈（Bartolomé Ramos de Pareja）于1482年发表论著《音乐》（Musica），提出了纯大三度，这为音乐界带来了革命性变化。这一成果在一个世纪后，由威尼斯音乐理论家和作曲家乔瑟夫·扎理诺（Gioseffo Zarlino）最终完成。扎理诺建立了一个平均律体系，其中每个音符频率之间的差别均相同。这一体系从巴洛克晚期开始应用，也是巴赫杰作《平均律键盘曲集》(*Le Clavier bien tempéré*)名字的由来。

当这些音乐理论家不断调整音与音之间的音程，让音乐更加动听的同时，天文学家约翰内斯·开普勒在1619年出版的《世界的和谐》一书中，发现行星运动的轨道长度也存在与音程类似的比例。他将行星运动的角速度与音高联系起来。开普勒将天文学与哲学隐喻融合在一起，认为音乐和声作为人类的发明，反映了宇宙间的数学关系。他确定地球也同样遵循天体的和谐规律，因此，音和音之间才有这种自然的和声以及简单的比例，这将人与自然统一起来。

音乐中的和声随处可见。当大脑感受到一件乐器发出的一个音时，它能同时分辨出多个不同的频率。声音绝不会是纯粹的，因为乐器产生的就是我们刚才所说的和声。在小提琴发出的la中，并不只有每秒440个周期的声音，同时产生的还有其他频率。这些都是和声，相互呈八度关系，从110赫兹、220赫兹、440赫兹到880赫兹，由此往上，直到几乎听不到。我们的内耳和大脑是非常灵敏的机器，能够区分出1 800种纯粹声音的频率，从而能感受到声音之间微妙的区别。正因如此，音乐听起来才能如此丰富而细腻。

这应归功于我们听觉系统的演化。通过演化，我们的听觉系统适应了环境中各式各样的声音。20世纪，我们敏锐的听觉让我们发现了有着四分之一全音（do和re之间有四个音）、八分之一全音，甚至十六分之一全音的奇妙世界。

协和与不协和和音的矛盾

协和与不协和和音之间的区别，是西方音乐史上的核心问题，这一点不无道理，因为这两种声音的排列成就了音乐作品的丰富多彩。

当同时奏出两个或多个音时，如果产生的结果对我们的耳朵是动听且可接受的，那么这个和音就是协和的。与此相反，另外一些音的组合可能听起来并不悦耳或者完全无法接受。虽然这种差别在听觉世界里是客观存在的，但人与人、文化与文化之间，对协和与不协和的感知却有所不同。

完美的协和和音即音乐宇宙，这是最简单的比例，柏拉图和毕达哥拉斯都曾指出，包括同度、八度、纯四度和纯五度。不协和和音则是比例复杂、给听者带来紧张感的音。在一部音乐作品中，接连出现的不协和在协和中结束，这在某种程度上就是音乐给人的心理带来刺激的原因。科学家已经找出了大脑中负责这一感觉的区域。

古典作曲家常常在作品开头使用协和和音，然后逐渐滑向不那么协和的组合，甚至是不协和和音，最后又回过头来，以协和和音结束。20世纪，作曲家在一定程度上打破了这一逻辑。当代音乐故意打破了协和与不协和和音之间的壁垒，开启了对新的音调的探索。

大小调之间摇摆的心

大调和小调构成了西方音乐的另一维度。我们的大脑能准确地将其区分开来，并在大脑皮质与情绪相关的区域做出反应。这两种模式通过音阶、和弦以及音符之间的音程表现出来。实际上，一切都围绕三度音程展开，即 do 和 mi。在一个音阶或者和弦中，大三度和小三度十分不同，作曲家因此可以给一部作品赋予不同的格调、色彩和氛围。大调给人以欢快的情绪，而小调则带来悲伤的氛围。大脑通过分析音程与和弦进行区分。

标记时间的节奏，像心跳一样

法语的节奏一词"rythme"来源于希腊语"rhythmos"，意为规律性的重复运动。国际传统复调中心创始人、格鲁吉亚民族音乐学家约瑟夫·乔丹尼亚（Joseph Jordania）认为，节奏是音乐的核心。乔丹尼亚提出假说：在早期人类中就已存在对节奏的自然选择。通过运动和对心跳的感知，动物已经具备了一种自然的节奏，而人类则具有更高级的能力，能够通过各种有节奏感的仪式来表达自己。比如在发动攻击前给自己打气，作战时发出咆哮，以进入一种"战斗的恍惚状态"；抑或是充斥着咒语和舞蹈的萨满教仪式；甚至是求爱的过程。如今的许多仪式也充满了这种对节奏的需求，例如部队可以通过聆听摇滚乐①来强化行军步调的节奏。现在的人们也总是喜欢跟着摇滚乐、爵士乐、蓝调布鲁斯、流行乐和另类音乐中的节奏打拍子。

作曲家创作曲目，满足人们对节奏的需求，就像使用旋律或和声一样。用最简单的话说，音乐节奏就是时间长短。既然我们每个人都听到过自己和爱人的心跳声，那么我就用心跳来解释一下节奏。

心跳的两次搏动的间隔很短，大概只有1秒。心脏的跳动就是一下搏动，一下停顿，再一下搏动，再一下停顿，这样反复交替。听着音乐，我们喜欢用跺脚或者拍手来标记节奏，而管弦乐队的指挥则是用他的指挥棒。

搏动交替的快慢就是音乐的速度，可快可慢。我们可以把拍子分为二拍、三拍或者四拍。已故当代作曲家皮埃尔·布列兹②以创作复杂的乐曲而闻名。他曾说，多于四拍的

---

① 这里可能是原文有误，应为进行曲。

② 皮埃尔·布列兹（Pierre Boulez，1925—2016），法国作曲家、指挥家、音乐理论家。他与施托克豪森、诺诺并称为先锋派三大代表。

节奏就会变得很不自然，人的耳朵理解不了也跟不上。一般来说，我们听到的音乐速度是每分钟40—240拍。

但是也有各种形式的复节奏，也就是说，不同的节奏同时演奏。如果你听过巴厘岛的音乐，那你肯定会为之倾倒。这种音乐风格叫"科特堪"（kotekan），乐曲的每个部分都用锣、钹、木琴等多种乐器同时演奏不同甚至相反的节奏结构，让人产生错觉，误以为是快速演奏的单一旋律。

每种乐器的乐手都有自己的节奏单元。当这些纷杂的节奏同时响起时会产生非常强大的效果，大脑可以感知到。20世纪70年代斯蒂夫·莱希以"科特堪"音乐为灵感，创作了像《18位音乐家的音乐》（*Music for 18 Musicians*）这样的作品。

如此复杂而玄妙的音色

一位小提琴手，拿着琴弓拉同一个音，却能产生不同的音色。同样，一个吉他手，用拨片也能把同一个音弹出不同的音色来。音色是一个音符或声音全部的声学特点，就像是它的颜色一样。

实际上，这是声波的形式发生了变化。还是那个相同音量、每秒440个周期的音符la，但发出的谐波却不同。在管弦乐队里，即使同时演奏同一个音符，每种乐器也有自己独特的音色。伟大的作曲家们通过配器法，极大地发挥出音色的作用，比如克洛德·德彪西①和古斯塔夫·马勒②。更有摇滚乐者不顾耳鸣耳聋的风险，使用电吉他癫狂地大声演奏，无休止地探索音色。

我们在聆听或演奏音乐时，音符、旋律、节奏、和弦、不协和音程、协和音程是大脑感知音乐的基础。这些基本要素在我们大脑中不同的区域进行分析，又被作为一个整体得以感知。那么大脑是如何做到的呢？

---

① 阿希尔-克洛德·德彪西（Achille-Claude Debussy，1862—1918），法国作曲家，19世纪末20世纪初最有影响力的作曲家之一，代表作品有管弦乐《大海》、钢琴组曲《贝加马斯克组曲》等。

② 古斯塔夫·马勒（Gustav Mahler，1860—1911），奥地利作曲家、指挥家。作为作曲家，他是19世纪德奥交响乐传统和20世纪早期的现代主义音乐之间承前启后的桥梁。

大脑加油站

一部关于和谐、音乐和天文学之间关系的纪录片《天上的音乐家：和谐、天文与音乐》：

• https://www.youtube.com/watch?v=VLtued4HWXg

通过这部纪录片可以领会巴厘岛"科特堪"音乐节奏的复杂性和美感，片名是《甘美兰音乐：从巴厘岛到蒙特利尔》：

• https://www.lafabriqueculturelle.tv/capsules/263/un-gamelan-de-bali-a-montreal

阐释音乐宇宙的起源的著作：

• Jacquemard, Simone, *Pythagore et l'harmonie des sphères*, Paris, Éditions du Seuil, 2004.

• Lévine, Claude-Samuel et Vauclair, Sylvie, *La Nouvelle Musique des Sphères*, Paris, Éditions Odile Jacob, 2013.

第五章

大脑如何解码音乐？

如果没有语言、词语、思想分析，音乐可能是灵魂交流的唯一方式。

——马塞尔·普鲁斯特[①]

21岁那年，我第一次把人脑拿在手里。当时我在蒙特利尔神经内科研究院和医院的实习刚刚开始。研究院由著名神经外科医生怀尔德·彭菲尔德（Wilder Penfield）创办。自1934年成立以来，蒙特利尔神经内科研究院和医院就一直是世界神经科学研究领域的标杆。彭菲尔德是美籍加拿大人，他对大脑研究的痴迷到了无可附加的地步，甚至把它当作精神追求的圣杯。一走进研究院大楼，人们就能看到这位远见之人的一句名言："神经学是为了理解人类自己。"

我简直不敢相信：我手里捧着这个灰色湿润的小球，重量只有1公斤多一点，却包含上千亿个神经元。神经胶质细胞包裹在神经元周围，为后者提供支撑和保护。每个神经元可以与最多1万个其他神经元建立连接。这个极其复杂的电化学机器就是我们的大脑。

作为一名年轻的生理学学生，业余时间我会弹钢琴。我怀疑在这台活生生的"电化学机器"内部，有不同的区域来分析和解码音乐中所有组成部分。但在1980年，我面对的是

---

① 马塞尔·普鲁斯特（Marcel Proust，1871—1922），法国意识流作家，20世纪最具影响力的作家之一，代表作为《追忆似水年华》。

一个谜，因为研究大脑的工具几乎还不存在。后来，功能性磁共振成像和正电子发射断层扫描这样的技术不断被开发出来，用于观察和测量大脑的活动。世界各地有数百名研究人员正在使用这些技术绘制音乐大脑的地图。

音乐大脑

我们在第三章中已经提到，神经科学希望通过大脑功能性成像确认一个核心理论，即在我们大脑内部存在一个音乐大脑。具体而言就是大脑的一组区域对音乐有特殊的反应，尽管它们也执行许多其他任务。

勃拉姆斯实验室的联合创始人扎托雷和佩雷兹进行了多项医学成像研究，探索大脑中负责音乐感知的不同区域。他们还在音乐的理解机制和各种感知障碍（尤其是失歌症）的研究方面取得了重大突破。关于大脑功能的许多发现都归功于他们。

通过磁场观察大脑的新陈代谢

功能性磁共振是如今在生物医学诊断和研究方面使用得最多的工具。奇特的是，这一工具的历史可以上溯到19世纪。1890年，英国剑桥大学的两位研究人员查尔斯·罗伊（Charles Roy）和查尔斯·谢灵顿（Charles Sherrington）首先发现了大脑活动与血流之间的关系。大脑的一个区域越是活跃，就越需要氧气和葡萄糖，因此也就需要更多的血液。

1936年，美国研究人员莱纳斯·鲍林（Linus Pauling）与他的同事查尔斯·科里尔（Charles Coryell）一起在功能性磁共振上做出了最重要的发现。莱纳斯·鲍林以两获诺贝尔奖而闻名，一次是因为他对蛋白质结构的研究，另一次则是因为他反对核武器。鲍林和科里尔发现，我们血液中的血红蛋白是一种大分子，它从我们的肺部捕获氧分子，然后将其输送到我们体内需要氧气的细胞中。血红蛋白在携带氧气时会受到磁场的排斥，反之，当其不携带氧气时，就会被磁场吸引。由此，氧气便带来磁场的变化，虽然很微弱，但可以测量。

正如在科学领域经常发生的那样，这一发现最初并未引起关注，一直到1990年才重回人们的视野。当时，磁共振设备首次进入生物医学市场。这种全新的成像技术可以通过测量人体结构内在磁场的不同，来捕获一幅静态画面，即大脑结构的解剖图像。一位名叫小川诚二（Ogawa Seiji）的研究者重拾莱纳斯·鲍林的发现，测量了血液中不同的氧气含量。通过他的研究我们看到，磁性底片能够显现出在进行磁共振的时刻大脑哪个部分使用的血液最多，由此可以确定特定的大脑活动所涉及的区域。小川首先在老鼠上进行了演示，几年之后他又在人体上进行了实验。从1992年起，功能性磁共振就成为了认知科学研究的主要工具，研究对象自然包括音乐。

功能性磁共振的局限

2016年，一项研究发表在美国科学院的著名期刊上，质疑通过功能性磁共振获得的图像是否准确，甚至是否有效。这项研究在科学界引起了轰动。瑞典大学的安德斯·埃克隆德（Anders Eklund）和汉斯·克努特松（Hans Knutsson）以及华威大学的托马斯·尼科尔斯（Thomas Nichols）发现，这些设备的技术问题可能导致数百万张图像不准确。实际上，错误率可能高达50%。这对医学领域是一次巨大的打击，因为这么多的误报会对许多患者的生活产生重大影响。对于使用这种成像技术进行基础研究的人来说，这是一个警示。

这篇论文的作者认为，每10项使用功能性磁共振的研究中就会有1项受到影响。大约占40%的其他研究也不准确，因为研究人员并不一定会给软件打补丁来提高图像的准确性。同时作者也指出，如果其他团队通过重复实验得出的数据结果在统计学意义上有效，那么这些结果很可能是准确的。在音乐方面的研究就属于这种情况，许多团队都得到了相同的结果。

利用低剂量的放射性元素来观察大脑活动

研究人员利用正电子发射断层扫描获得了更大的成功。

这种设备可以测量代谢活动，但却是通过把非常微弱的放射性物质注入体内实现的，如放射性氧。一旦进入体内，放射性氧分子就会释放出正电子，它们与电子发生碰撞，并产生可被设备吸收的光。[①]这项技术经常用于诊断肿瘤或者痴呆症，同样也用于基础性研究，包括音乐和大脑方面的研究。

为音乐大脑绘制地图

25年来，研究人员对我们聆听音乐时大脑的活动进行了研究，得到的结果令人吃惊。大脑中有十多个确切的结构和区域参与其中，从而保证我们能够完整地欣赏音乐之美。

音乐包含多种要素：音符、旋律、和声以及音色。这一复杂的组合进入我们的耳朵时，是一个随时间流动的整体。我们发现，耳朵和大脑会把这些元素拆解，之后再重新组合起来。为此，耳朵和大脑进行了十分复杂的工作。

想象一下，你正在听一段你最喜欢的音乐，最能带给你愉悦的音乐。为什么这段音乐能产生这些效果？声音首先被耳朵所感知，在内耳部分，声音被耳蜗分成不同的频率，再通过听觉神经转换成不同的电脉冲。我们已经知道，这是声音进入大脑旅程的起点。从这里开始，听觉神经中的电信号

---

① 正电子是电子的反粒子，与电子碰撞时会发生湮灭现象，发射光子。

进入大脑的原始系统，这些区域被称为脑干。

电信号首先来到位于大脑两侧的初级听觉皮质。这是声音进入大脑皮质的通道，皮质则控制着我们所有的高级功能。听觉皮质位于颞叶，这里是感知听觉、语言和记忆的核心区域。初级听觉皮质对你钟爱的音乐中的每个音进行解码。识别每个音的音高和频率似乎是右脑的主要功能。

而旋律，也就是一系列不同的音，即不同音高的序列，是在我们称为次要听觉皮质（或辅助听觉皮质）的结构中被感知的。这个区域就在初级听觉皮质旁边。该区域不仅可以解码旋律，而且如伊莎贝尔·佩雷兹所言，它甚至还能发现旋律中走调的音。

你钟爱的音乐还有一个组成要素，就是节奏。解码音乐节奏的区域位于右脑的次要听觉皮质。如果节奏很简单，比如你喜欢的音乐是两拍的流行音乐或三拍的华尔兹，而你突然想用脚打拍子，这时大脑皮质的其他区域就会发挥作用，包括左边的额叶和顶叶，同时起作用的还有小脑（图13的棕色部分），这一部分负责协调运动。如果这是一段节奏复杂的爵士乐，那么大脑中更多的区域便会被调动起来，包括皮质中负责运动技能的区域和小脑，共同协调踢腿跺脚的舞步。

这并不令人惊讶，因为我们之前已经看到，音乐和运动的关系密切。美妙的节奏和歌声，在几千年里让无数代人跳起舞来。

旋律中同时演奏的几个音符叠加在一起，极大地丰富了乐曲的声音，这称为和声。在西方，我们的音乐基本上围绕着给人快乐的大调和让人悲伤的小调展开。一支乐曲由一系列不同的和弦组成，这些和弦则主要以大调或小调来进行。探测和感知和声的区域是远离听觉皮质的额叶和扣带皮质。

最后，一段音乐还有各种不同的音色，我们可以称之为声音的纹理。音色由乐器和配器法决定，具有多种维度，需要大脑区分不同的乐器。研究表明，这种解码是通过颞叶的听觉区域完成的，也与额叶区域的激活有关。

与猴子等灵长类动物不同，我们可以识别很长的声音序列。我们拥有出色的功能记忆，这是因为我们的大脑要比猕猴或黑猩猩多一些东西。即使后者也拥有听觉皮质，但它们的听觉皮质与额叶没有神经关联。然而，正是因为有这些关联，我们在听音乐的过程中可以将信号传递到额叶进行分析，再将信息返回到听觉皮质。这是一种反馈，可以让我们对正在聆听的音乐产生活跃的记忆，而且我们听得越多，留下的痕迹也就越多。

此外，你是不是能够记得自己喜欢的音乐，而且能够十分准确地在脑海里"演奏"？医学成像结果证明，我们的音乐记忆位于听觉皮质和额叶区域，这种机制还解释了为什么人们不用听就能把音乐想象出来。

负责愉悦、情绪和奖赏的大脑

2001年，罗伯特·扎托雷发表了一项研究，内容是对音乐的一种完全不同的感知，这种感知仅基于音符、节奏和旋律。他感兴趣的是，当一首乐曲深深地触动我们，让我们心荡神驰、激动不已时，我们究竟感觉到了什么。

扎托雷教授和他的学生安娜·布拉德（Anne Blood）最近完成了一项实验，让测试者在正电子发射断层扫描仪中聆听激动人心的音乐。音乐带给测试者强烈的刺激，让他们心跳加速、呼吸急促、不断冒汗。研究人员发现大脑的特定区域被激活，包括杏仁核和伏隔核，因为这些反应调动了与动机、奖赏、唤醒和情绪相关的边缘系统。研究人员从断层扫描仪获得的图像中看到，负责这些功能的区域与神经递质和一种广为人知的神经激素有关，那便是多巴胺。这种物质可以产生愉悦感，食物、性或者毒品，如酒精、可卡因、海洛因等，都能产生这种感觉。2011年，扎托雷又进行了这项研究，试图准确测量聆听音乐所产生的多巴胺数量。于是，他在这二者之间建立起了联系：越是令我们感到快乐的音乐，越能让我们分泌更多的多巴胺。

扎托雷因此证明了我们的大脑是从两个方面对音乐进行解码的：物理组成部分——频率、节奏和纹理——由大脑皮质处理；情绪方面则通过我们的边缘系统感知，边缘系统可以分析与情绪、愉悦和奖赏相关的元素。这种二元性解释了音乐对我们大脑产生的作用。音乐既通过其数学结构触及我们的理性，同时又调动起我们的情绪，其程度不亚于与生存紧密相关的需求，比如食与色。

聆听音乐与智力：莫扎特效应可以休矣

音乐，就是会思考的噪声。

——维克多·雨果

谁没听说过"莫扎特效应"呢？它说的是，如果儿童——甚至婴儿——聆听莫扎特创作的音乐，他们就会变得更聪明。这一观点甚至拓展到了成人身上。

1993年，著名科学期刊《自然》（*Nature*）发表了一项研究，将莫扎特效应普及开来。加利福尼亚大学欧文分校的心理学家弗朗西丝·H. 劳舍尔（Frances H. Rauscher）证明，聆听莫扎特的《D大调双钢琴奏鸣曲》（*Sonate pour deux pianos en ré majeur*）可以提升参与研究的年轻受试者的空间认知能力。

《纽约时报》（*New York Times*）报道了这项研究，几个月后，美国各州立法规定学校必须开设音乐课。然后，人们一拥而上。指导父母如何通过听音乐使孩子变得更聪明的书籍与光盘的销量一飞冲天。

单单一项观察性研究怎么能够带来如此重要的影响？实际上，人们之所以把注意力放在音乐上，是因为音乐赋予他们一种轻而易举变聪明的方法。

但是这项研究到底证明了什么？首先，弗朗西丝·H.劳舍尔从没有在她的研究中说过什么"莫扎特效应"。此外，研究也没有针对婴儿或儿童进行，受试者是年轻的成年人：36名大学生。

实验如下：受试者被分为三个小组，他们要完成一系列测试任务，即在脑海里想象三维结构，有点像折纸的成形或者展开过程。在进行每项任务之前，三组受试者要经历时长为10分钟的不同准备过程，分别是：沉默，听取放松身心的话语引导，聆听莫扎特的《D大调双钢琴奏鸣曲》。

这项研究的结果表明，听过莫扎特音乐的学生最擅长想象出折纸在完成后的外观，但这种提升效果仅能持续15分钟。因此，在声称莫扎特的音乐让人变聪明之前，还有很长的路要走！

但这项研究激起了其他研究人员的好奇心。音乐如何影响空间思维？1999年，《自然》杂志发表了对所有后续研究的文献综述，得出的结论是，莫扎特的音乐对智力或推理能力没有影响，但似乎对视觉图像的转换能力有影响。这就是结论吗？

　　科学家们了解到，在空间中分析并判断折纸这样的三维物体的形状构造，是一种认知觉醒活动，发生在大脑的右脑半球。一项特别的研究表明，听一段大声朗读的美国著名悬疑作家史蒂芬·金（Stephen King）的小说，似乎也有相同的效果。于是我们怀疑，只要有愉悦、兴奋的效果，就足以让大脑超常发挥。

　　2010年，研究人员对涉及3 000名参与者的40多项独立研究进行了仔细梳理，结果表明各种音乐都会产生同样的效果。其中一项研究甚至证明了"舒伯特效应"。而一项有8 000名学生参与的英国研究表明，使用流行音乐——其中包括模糊乐队（Blur）的歌曲《乡间别墅》（*Country House*）——获得的效果要优于莫扎特的音乐。

　　这一大规模的元分析是由奥地利维也纳大学完成的。实际上，他们得出的结论认为，"莫扎特效应"根本不存在。任何使你更加清醒的刺激方式，比如一杯好喝的咖啡、一阵快步走，都可以产生相同的短期效果。

演奏更有效果

　　聆听音乐是一回事，演奏音乐则是另一回事。学界进行了100多次大脑成像研究，比较了音乐家和非音乐家的大脑。可以肯定的是，演奏音乐涉及感官和运动功能的整合，以及注意力、认知和记忆等高级功能。

我们在前面就已经看到，所有这些都是演奏音乐的愉悦体验所带来的。演奏音乐是否会影响认知的发育？

这个研究领域十分活跃，但尚未得出定论。众所周知，接受过音乐训练的儿童，其语言记忆、阅读能力、第二语言的发音以及某些执行功能会更出色。甚至可以说，年轻时学习乐器预示着将来能够在学业上取得更好的成绩，并且拥有更高的智商。

但是要注意，其他因素也会起作用。音乐训练持续的时间会影响效果，特别是还涉及许多变量，这些变量会影响低年龄段开始学习音乐带来的好处，包括家庭环境、儿童的其他活动、注意力、动机以及教学方法。音乐教育的奖励和背景也起着重要作用。

安大略省伦敦市西部大学的杰西卡·格兰（Jessica Grahn）进行了一项研究，结果表明，持续一年的钢琴课配合日常的练习，可以使智商提高3分。但是，我们如何证明这种提升完全是由音乐带来的，而没有受到围绕音乐学习的一系列其他因素影响？可以肯定的是，儿童大脑发生这些变化的关键涉及一个核心概念，即大脑的可塑性，因为在你学习演奏乐器时，大脑里的活动和变化便开始了。

大脑加油站

不妨自行测试是否真的存在"莫扎特效应"，当年被用于研究的那首著名乐曲的欣赏地址如下：

- https://www.youtube.com/watch?v=9iePyP2HOr8

一本有关音乐认知神经科学的书，作者来自加拿大魁北克：

- Peretz, Isabelle et Zatorre, Robert J., *The Cognitive Neuroscience of Music*, Oxford, Oxford University Press, 2003.

两本关于音乐大脑的科普读物：

- Lemarquis, Pierre, *Sérénade pour un cerveau musicien*, Paris, Éditions Odile Jacob, 2009.
- Eustache, Francis, Lechevalier, Bernard et Platel, Hervé, *Le cerveau musicien*, Paris, Éditions De Boeck Supérieur, 2010.

第六章

音乐家的大脑

　　成为音乐家，就是被我们看不见的手所触碰。

　　　　　　　　　　　　　　　——艾萨克·斯特恩[①]

　　我第一次坐在钢琴凳上时才9岁。我记得自己最初是用食指敲击琴键，一次敲一个音。我当时并不理解音高这一概念，但还是注意到每个音对应的琴键颜色不一样。让我印象最深的是，我可以通过控制手指敲击键盘的力度来控制音量。

　　在接下来几个月的学习中，我的运指技巧得到了提高，我可以在巴赫的创意曲中同时弹奏两种旋律。这就像我的大脑获得了新的思考方式一样。

音乐家的大脑

　　正如罗伯特·扎托雷教授所说，演奏音乐"是人类心灵可以承受的最复杂、最苛刻的挑战之一"。这并非空穴来风。与其他需要触觉反馈的任务不同，演奏音乐除了需要对运动、听觉和感官做出持续控制之外，还需要同步协调大脑里不同层次的区域，以确保演奏的音是准确的。换句话说，读谱，并将其转换为运动命令，在其中加入音乐的意图，聆听乐器

---

　　① 艾萨克·斯特恩（Issac Stern，1920—2001），美国小提琴家，世界著名小提琴大师。自1979年以来曾多次来中国访问演出。

发出的声音，调整动作，预测接下来的音，所有这些都要持续几个小时，这对大脑来说是一项艰巨的活动。

音乐表演的顺序

我们以一个端坐在乐谱前的音乐家为例。首先在演奏乐曲前，他要阅读谱子开头的几个音符。实际上，他看到的只是一些符号，他要把这些符号与特定的音和指法联系起来，然后让乐器发出这个音。视觉信号从眼睛出发，转化成电信号，电信号沿着视神经来到大脑后部，到达枕叶的一个区域，我们称为视觉皮质。接着，通过视觉皮质的连接，信号到达位于颞叶的听觉皮质和顶叶中的运动皮质。

这三部分皮质区域形成一个接近三角形的闭环，相互协调地持续工作。此外，优秀的音乐家会预测尚未演奏的音符，以确保在整个演奏过程中旋律不走调，声音的动态变化也恰到好处。他还必须协调双手的运动，确保节奏准确。如果音乐家想强调段落中某一个音，或者想演奏得声音更大、速度更快的话，他必须在他的耳朵和控制手指运动的皮质之间，同时打开另一条直接的交流通道。最后，他还要加入作曲家的情感因素和演奏者自己的风格。这才是音乐演奏的最高境界。在音乐家的演奏过程中，在他的皮质、四肢和手指之间传输的电信号都有边缘系统介入干预。

音乐家大脑的可塑性

每天数小时的重复练习，并持续多年，这会对大脑产生长期影响吗？许多医学成像研究将初学者的大脑与专业音乐家的大脑进行了对比，有的研究则追踪了音乐家大脑的变化过程。初步的观察表明，音乐改变了大脑。持续不断的音乐练习会带来大脑结构的改变，这种现象被称为大脑的可塑性。

学习者的听觉和运动皮质的灰质产生了新的连接，灰质是一个由功能性神经元组成的区域。在周边其他区域，包括前运动区和协调运动的小脑也一样产生了新的连接。研究人员甚至发现了白质的变化。白质是覆盖有白色髓鞘的神经元，负责将电信号从大脑的一个区域传递到另一个区域。演奏音乐增加了胼胝体的神经纤维数量，而胼胝体是连接大脑两个半球的主要通道。

听觉皮质和运动皮质自然是音乐活动必须涉及的，但看到周边的区域也参与其中，这一发现更有意思。我们已经证明，水平高超的音乐家即便是在没有进行音乐活动时，其运动区域和感官区域之间的联系也十分紧密。

从小开始学习音乐的效果

所有人都相信，从小开始学习音乐能够提高孩子的听觉功能、运动协调性和对节奏的感知。但近来的一些研究进一步发现，这些能力的提升还会带动一些关系没那么紧密的能力，例如语言能力，甚至学业水平也能得到提高。但每位父母都会问到的问题就是：孩子什么时候开始学习音乐最好？

科学家提出了"敏感时期"的概念，也就是说，在大脑发育的这段时期，练习能够对神经元回路的可塑性产生显著的影响。一般来说，听觉皮质的可塑性在出生后3—4年内达到最高，此时在听觉方面给予新生儿刺激就显得十分重要。学习第一语言的最佳时期是在1—5岁，而学习第二语言的最好时段则是从出生到12或13岁之间。

这也就是说，学习音乐的最佳年龄取决于可塑性的"敏感时期"。负责音乐感知和音乐演奏的不同区域，其"敏感时期"是不同的，在此我不再展开。此外，动机和环境也同样发挥作用。但可以确定的是，学习一门乐器，可以提高语言能力、注意力和认知方面的灵活度。在开始学习时年纪越小，就越有可能最大化地开发这些能力。

学习音乐能够强化听觉功能

无需多言，经常演奏音乐可以提高听觉功能。8岁的孩子在接受6个月的音乐训练后，能够分辨出一个音符频率的微小变化，而未经训练的孩子则不能。成年音乐家可以从噪音中分辨出人们的谈话。

加拿大电影制片人弗朗索瓦·吉拉尔（François Girard）创作的《关于格伦·古尔德的32部短片》（*Trente-deux films brefs sur Glenn Gould*）中有一幕很有名：著名钢琴家格伦·古尔德在一家卡车司机经常光顾的快餐店吃饭，环境很吵，古尔德为了从中找乐子，把食客的谈话一一从背景中"剥离"出来；他甚至把他们的谈话混合起来，做成复调音乐，就像巴赫对待音符那样，以此自娱自乐。1996年，精神科医生彼得·奥斯瓦尔德（Peter Oswarld）首次对这位加拿大钢琴家罹患的疾病进行了死后诊断。他认为古尔德具有阿斯伯格综合征的特点，这是自闭症的一种。但他对复调音乐极其敏锐的天赋未必与这一疾病有关。事实上，我也认识几位音乐家具有这样的能力，但他们并非自闭症患者。

演奏音乐对学习语言有积极作用

音乐和语言的本质首先是声音，这一点我们之前已经提到过。尽管话语和音符进入听觉皮质的途径相同，但它们采用的路径不同。语言和音乐对应的皮质区域虽然不一样，却仍是彼此相邻。

波士顿塔夫茨大学的阿尼鲁德·帕特尔（Aniruddh Patel）教授是研究语言与音乐关系的权威之一。他提出了"歌剧"理论来解释二者之间的联系（这一理论的英文简称为OPERA）。帕特尔发现，音乐实践会对语言所需的神经元网络的可塑性产生影响，"歌剧"理论正是基于这些观察结果提出的。

根据帕特尔的"歌剧"理论，应当考虑的因素包括大脑中神经元网络的互补性（因为这些网络在解码语言的同时也解码音乐）、音乐对网络准确度的要求（这个要求高于语言）、使用这些网络产生的积极情绪、演奏音乐所必须进行的重复练习，以及最后一点——演奏音乐所必需的注意力。所有这些加在一起就能解释音乐对语言学习产生的积极作用。此外，许多研究还表明，音乐训练可以提高记忆力和口语的流利程度，例如第二语言的习得和阅读能力。

但我们必须要说明的是，演奏音乐无法提高数学和空间能力。没有任何研究能证明二者之间的关系。似乎听觉和视觉区域无法产生协同作用，即使阅读乐谱也不会对数学的理解能力产生影响。

演奏音乐可以提高专注度

无论你找演奏任何乐器的音乐家来问，他们都会说，必须要专注，非常专注。在学习乐器时更是这样。我还记得自己小时候练习弹钢琴的情景：一次课程持续两个小时，期间要学会弹奏一首难度很大的新曲子，比如贝多芬的奏鸣曲或巴赫的变奏曲，没完没了的琶音技巧和音阶变换，令人筋疲力尽。

那时我母亲已经42岁了，她决定和我一起上钢琴课来鼓励我。她从未学过音乐，尽管她十分聪明，但进步却比不上我。她说自己无法集中注意力，而我恰恰相反：学的新乐曲越多，我就越能专注。不要感到惊讶，研究表明，学习乐器可以提高年轻人的注意力。

语言学中经常出现的一个概念叫作语码转换（code switching），指的是语言编码的交替使用。在学习乐器的过程中，语码转换则是指任务的交替：阅读、演奏、聆听，需要在额叶、听觉皮质、视觉皮质、记忆和边缘系统，即情感系统的控制和决策功能之间来回切换。所有这些都有助于改善年轻人的注意力和功能性记忆。

对提高智商没有定论

学习音乐能够助力学业进步，并最终提高智商吗？对此，众多的研究结果并没有定论。一些研究发现学音乐能够轻微地提高智商，但这些研究很少具有可重复性。考虑到环境和遗传因素可能影响研究结果，这样的说法还有待观察。此外还应该考虑的变量是，身处富裕阶层、能力较强的学生上音乐课的可能性更大。

20世纪30年代后期，我父亲为了支付蒙特利尔高等理工学校的学费，曾在位于拉封丹公园的高原学校的礼堂当推销员。蒙特利尔交响乐团正在那里举办音乐会，乐团创始人威尔弗里德·佩尔蒂埃（Wilfrid Pelletier）担任指挥。父亲就站在大厅后面听。大师们的音乐给他留下了深刻的印象，让他成为音乐发烧友。我的父亲后来成为一名工程师和企业家，很自然地把他年轻时对音乐的爱好传给了我。正因如此，我从小就听着交响乐长大。

如果不考虑家庭的社会经济背景，确实有研究表明，学习音乐能够增加学业有成的机会。多伦多大学研究认知与音乐之间关系的专家格伦·舍伦贝格（Glen Schellenberg）在对171名6—11岁儿童的研究中发现，学习音乐可以提高成绩。

节奏很重要！

节奏是一切的核心：想想走路时的心律、正常的呼吸节奏和说话时自然的节奏。我们甚至发现两个月大的孩子也可以区分音乐的节奏变化。这表明，大脑十分重视对节奏的感知。我们还证明，视觉皮质中的神经元可以经过训练而对规律的节奏产生反应。

如果要解释学习音乐的好处，那就是节奏对演奏和学习都有积极的影响。节奏所需的同步性，有益于演奏乐器时协调和规划动作所需的认知功能，同时也有益于预判和感觉运动机能的整合。

针对这种同步性对行为的影响，人们也开展了研究。如果说音乐在人类的演化中起着促进合作、协调统一、凝聚团队的作用，那么音乐节奏就是作用的核心。不妨让一位管弦乐团的音乐家讲讲交响音乐会中同步性的重要作用。一百位音乐家成了一个人，指挥就是他们的代表。美国心理学家和研究员皮尔卡洛·瓦尔德索洛（Piercarlo Valdesolo）等人所做的研究证明，同步性与社会认同、合作甚至共情之间都有关联。

当一个孩子与其他年轻人一起学习音乐时，他就会进入这种节奏同步的状态。在这一过程中，镜像神经元被激活。镜像神经元是在观察或执行相同姿势时，大脑中起作用的一类神经元，最早是在20世纪90年代，由意大利帕尔马大学的神经学家贾科莫·里佐拉蒂（Giacomo Rizzolatti）及其团队在动物体内发现的。几年前，我们已经确认人体中也存在这类神经元，位于大脑中负责语言处理的布罗卡区和顶叶中。

这些神经元之所以被称为"镜像神经元"，是因为不管是我们自身完成动作，还是看到别人行动而做出相同反应时，它们都在起作用。其主要功能是强化同理心。这些神经元是社会认同、语言能力、情感艺术和理解他人的核心。因此，集体演奏音乐能够激活这些区域。如此整齐划一的节奏，也只有少数团体运动项目才可匹敌。

自主创作的世界：即兴创作

我之前阐述的内容都只适用于常规的音乐演奏，也就是说，这类学习的基础是练习前人创作的音乐作品。但是音乐的历史也是一部即兴创作的历史。即兴创作是在现场实时创作，没有任何东西能保证演出效果。某些即兴创作出来的歌曲和旋律已经深深地根植于许多文化之中，世代相传。要知道，人类所有传统音乐都有自由发挥的时期。

1000多年前，西方开始使用乐谱，逐渐改变了演奏音乐的方式。由作曲家谱写并由音乐家演奏的音乐，对音乐学院的课程产生了重大的影响，甚至到了不再教授即兴创作的地步。这会不会是一种错误的做法？即兴创作的尝试，是自我发现的一部分，有利于探索新的音乐思想，同时还是一种抒发情感的创造性方式。有一种乐器延续了即兴创作的伟大传统：管风琴。任何优秀的管风琴演奏者都必须经受有关即兴演奏的训练。巴赫和迪特里克·布克斯特胡德（Dietrich Buxtehude）等伟大的管风琴家都曾展示过令人难忘的即兴演奏，但不幸的是，这些作品我们永远也听不到了。

就我个人而言，从我刚开始学钢琴时，便有即兴创作的愿望。这种愿望从未消散。当我即兴演奏时，演奏者就不再是我自己，我不知道我在做什么，过去了多长时间，甚至感到是别人在替我演奏！不要觉得我产生了幻觉，这一描述绝对准确。20世纪最伟大的即兴演奏家凯斯·杰瑞（Keith Jarrett）就经常谈到这种自我意识"放任自流"的状态。要理解来自他内心深处的音乐，这种状态必不可少，就像是被灵魂附体了一样。

神经科学为他解释了原因。加利福尼亚大学旧金山分校的医生、音乐家、神经科学研究员查尔斯·利姆（Charles Limb）和他的同事艾伦·布朗（Allen Braun）进行了一项实验，利用功能性磁共振成像，在爵士钢琴家们即兴弹奏时，筛选出他们的大脑中活跃的区域。实验中以塑料钢琴代替真的钢琴（在产生强磁场的共振装置周围不能有任何金属物体），专业的钢琴家们用右手即兴演奏。利姆和艾伦发现，音乐家在即兴演奏时，其大脑的工作方式与平常不同，音乐家在读谱时通常会发挥作用的一些区域受到抑制，而其他参与创造性活动的区域却活跃起来。前额叶皮质的三个区域与此相关，其中两个与警惕性有关，在看着谱子演奏以往学过的乐曲时会激活。但在即兴演奏时，这两个区域会暂时停用，而另一个区域则突然活跃起来。该区域也位于前额叶皮质，它会占用大脑内部的全部资源，暂时麻痹警惕性和意识，而这恰恰是根据乐谱准确演奏所需的机能。这一区域与催眠、冥想和白日梦也有关系。

此外，研究人员还发现颞叶皮质中同时负责感觉和运动的区域也特别活跃，以保证能迅速组织并演奏即时创作的音乐片段。大脑似乎还抑制了控制动机和情绪的边缘系统。

自这一发现于2008年公布后，科学家在这一领域开展了一系列研究。如今，音乐创作的神经过程越来越清晰。目前供职于哈佛大学的罗杰·比蒂（Roger Beaty）回顾了2008年以来的所有研究。爵士音乐家、说唱歌手、古典音乐家和非音乐家们的大脑都被研究过。

结果证实了一些神经心理学家早先的发现，其中包括该领域的泰斗杰夫·普雷辛（Jeff Pressing）。普雷辛是美国心理学家、研究员和音乐家，他曾在1988年提出了一套非常详细的即兴音乐认知模型。后来影像学研究完全证实了他通过观察得出的结论，也就是说，在即兴创作时潜意识的相关机制发挥了作用，让谱曲和演奏能以"自发"的形式进行。此外，他还证明，出色的即兴演奏家在掌握这项技艺之前，平均在10年时间里总共训练了1万个小时。这些人还具有高于平均水平的功能记忆，并且似乎具有即兴表演的遗传倾向。正是所有这些因素叠加在一起，才造就了凯斯·杰瑞这样的钢琴家，他们可以游刃有余地既当作曲者又当演奏者。

演奏音乐，为年老做好"认知储备"

上了岁数的人可能会跟你说，随着年龄的增长，人的大脑功能会不可避免地慢慢减退，脑容量不再增加，人会丧失完成某些任务所需的机能。然而，最近诸多研究似乎带来了好消息：演奏音乐有助于减缓认知能力的下降。研究人员还建议，我们可以通过不断练习音乐来扩充"认知储备"。

在一项涉及60岁以上老年人的研究中，第一组受试者被要求学习钢琴课程，另一组则作为对照。6个月以后对所有受试者进行测试。与没有上过钢琴课的对照组相比，接受过音乐训练的人在记忆力和运动技能方面有显著提高。但也不要不切实际，你不可能已经60岁了还能一上来就弹奏拉赫玛尼诺夫①的《第三钢琴协奏曲》(*Concerto pour piano n°3*)。

---

① 谢尔盖·瓦西里耶维奇·拉赫玛尼诺夫（Sergei Vasilievich Rachmaninoff, 1873—1943），俄国作曲家、指挥家、钢琴演奏家，临终前入美国籍。拉赫玛尼诺夫是20世纪最伟大的作曲家和钢琴家之一，其作品富有俄国色彩，充满激情、旋律优美，钢琴作品更是以难度著称。

大脑加油站

罗伯特·扎托雷在莱斯大学用英语做的讲座:

- https://www.youtube.com/watch?v=k0GYTKZaIzA

弗朗索瓦·吉拉尔创作的《关于格伦·古尔德的32部短片》

- https://www.youtube.com/watch?v=eyllTHwoPmY

伟大作曲家、管弦乐队指挥皮埃尔·布列兹等人的思考:

- Boulez, Pierre, Changeux, Jean-Pierre et Manoury, Jean-Pierre, *Les neurones enchantés : Le cerveau et la musique*, Paris, Éditions Odile Jacob, 2014.

一位伟大哲学家对音乐的深刻看法与思考:

- Jankelevitch, Vladimir, *La musique et l'ineffable*, Paris, Éditions Points, 2015.

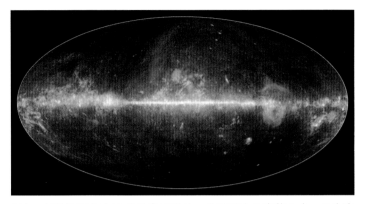

图1　大爆炸38万年之后的宇宙照片。世界诞生于寂静之中，没有声波。图片由普朗克卫星捕获。

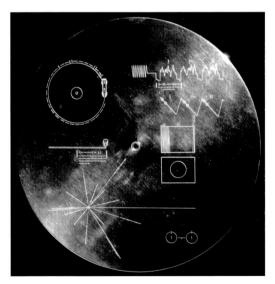

图2　"旅行者"探测器上搭载的"旅行者金唱片"。这张录有人类最优美音乐的唱片现已飞出太阳系。

图3 对于毕达哥拉斯来说，音乐是宇宙研究的核心问题。他测量了振动弦长度、气柱长度和打击乐器尺寸之间的数学比例，由此确定了音阶中不同的音。他的乐器调音法直到中世纪末还在使用。这幅版画描绘了他用不同长度的笛子进行实验的场景［摘自弗朗基诺·伽弗里欧（Franchino Gaffurio）1492年的著作《音乐理论》（*Theoricum opus musicae disciplinae*）］。

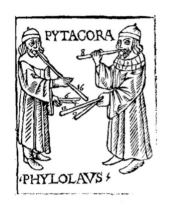

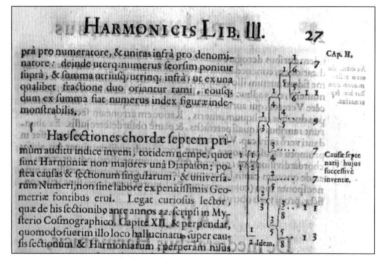

图4 开普勒《世界的和谐》中的一页。作为天文学家，开普勒确定了行星的角速度与不同音高之间比例的关系。他认为，音乐的和声是人类创造出来的，反映的却是普遍的数学原理，且地球服从星际和谐的大背景。因此，音与音之间存在自然的和声与简单的比例，这将人与自然统一起来。

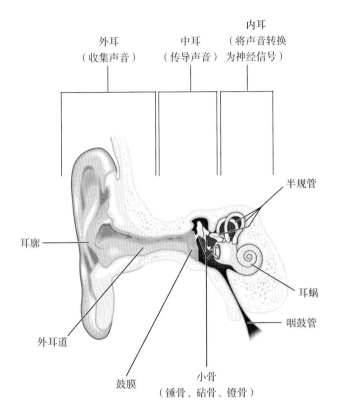

外耳
（收集声音）

中耳
（传导声音）

内耳
（将声音转换
为神经信号）

半规管

耳廓

耳蜗

咽鼓管

外耳道

鼓膜

小骨
（锤骨、砧骨、镫骨）

图5　外耳、中耳和内耳构成了非常复杂的器官。声音从这里通过听觉神经进入大脑。

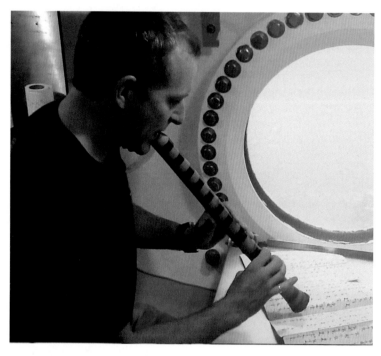

图6 2011年10月，加拿大宇航员大卫·圣雅克在NEEMO 15潜水艇基地中演奏尺八。

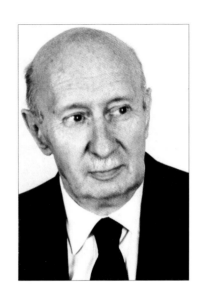

图7　第二次世界大战期间，在匈牙利邮政局工作的盖欧尔格·冯·贝凯希开始着手研究通信信号的质量问题。这就是为什么他开始对人耳感兴趣，因为他认为声音信号的质量取决于耳朵的健康状况。

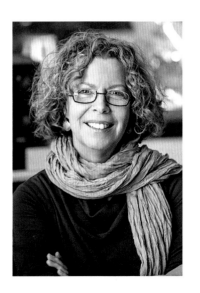

图8　神经心理学家伊莎贝尔·佩雷兹是蒙特利尔大学和麦吉尔大学国际大脑、音乐与声音研究实验室，即勃拉姆斯实验室的创始人之一。她在失歌症方面的研究广获赞誉。

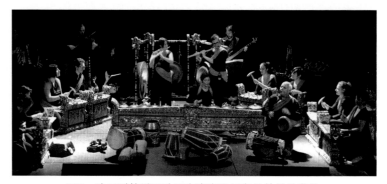

图9 法国科特堪乐队正在演奏巴厘岛的甘美兰音乐。

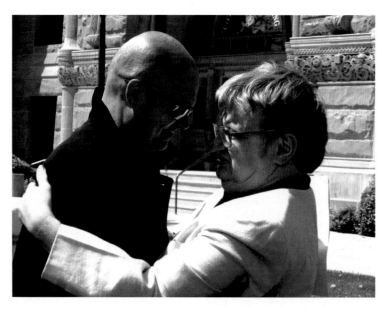

图10 本书作者米歇尔·罗雄（左）与金·匹克（右）。金·匹克患有学者综合征，他是电影《雨人》主角的原型。

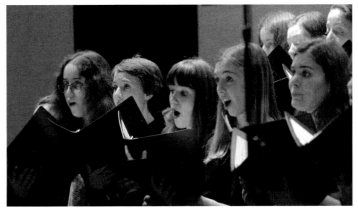

图11 《心脏，合唱团与管弦乐队的交响诗》用音乐表达了心脏这个重要器官的各种异常状态。这部交响诗由作曲家吉勒·贝勒马尔谱曲，心脏病医生弗朗索瓦·里夫斯作词。

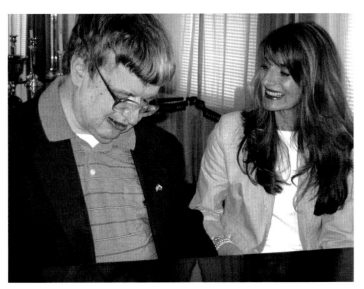

图12 坐在钢琴前右手边的是女高音歌唱家、音乐史博士阿普丽尔·格里南。她发现坐在身边的金·匹克拥有不为人知的音乐天赋。

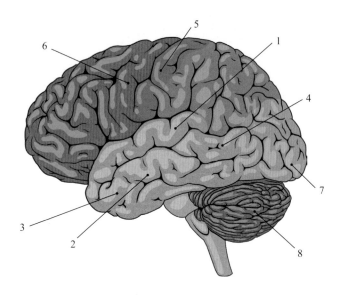

图 13 音乐大脑及其功能

1.听觉皮质：这是感知和分析音乐各组分的起点。
2.杏仁核：边缘系统的一部分，位于大脑内部，参与对音乐在情感方面的感知。它与动机、奖赏、唤醒和情感相关。
3.伏隔核：边缘系统中另一个重要区域，能够感知音乐中的情绪。
4.海马：位于大脑内部，是记忆的基础，包括对音乐体验和音乐背景的记忆。
5.感觉皮质：这部分结构负责在演奏乐器时为音乐家提供感官和触觉反馈。
6.运动皮质：演奏乐器时发出动作指令的区域。
7.视觉皮质：音乐家通过这一结构将其在乐谱上看到的音符进行解码。
8.小脑：这是一个重要的结构，帮助音乐家协调自身动作，人们对音乐产生的情感反应（如跺脚等）也通过小脑来实现。

第七章

音乐里的混乱

没有音乐的人生是一场错误，充满疲惫，如同流放。

——弗里德里希·尼采[1]

当音乐不存在时：失歌症

几年前我遇见伊莎贝尔时的情景既特别又让人心感不安，那时我才意识到，音乐在我的生命中是多么重要。这位淳朴的女士有一个缺陷：她感受不到音乐。这种疾病称为失歌症。

但是，伊莎贝尔在童年时期一直在弹钢琴，还在教区的合唱团唱歌。在她28岁时，脑血管遭受重创，大脑中一根动脉破裂，神经系统受到严重影响。她身体的一侧瘫痪了，同时还失去了语言、书写、阅读和算术的能力。

几个月过去了，除了对音乐的感知能力，她的身体机能都逐渐得到恢复。当我们让她听音乐时，她很难向我描述她的所听所感。但有一件事是肯定的，她无法解码旋律、音调以及和声。音乐成了恼人的噪音，她完全不想再听到。

伊莎贝尔受邀参加了神经心理学家伊莎贝尔·佩雷兹主持的研究项目。佩雷兹一生都致力于音乐神经心理学的研究，她和其他人一起发布了"蒙特利尔规程"，这是一组用于评估

---

① 弗里德里希·威廉·尼采（Friedrich Wilhelm Nietzsche，1844—1900），著名德国哲学家、诗人、作曲家。尼采对于哲学的发展影响极大，尤其影响了存在主义和后现代主义。

失歌症的测试。规程建立于20世纪90年代，现已成为全世界诊断失歌症的标准测试。

严格来讲，失歌症并非疾病，而是一种异常状态。对具有这种异常状态的人来说，音乐感知的各个方面全都毫无意义。这种异常可能是先天性的，也可能是由中风或脑损伤导致的。

失歌症小史

虽然我们很少提到这种状态，但它并不少见，数百万人受其影响。首先注意到失歌症的是德国神经解剖学家和生理学家弗朗兹·约瑟夫·加尔（Franz Joseph Gall），他是医学史上一个经历丰富而又特立独行的人物。他还声称大脑的形状可以决定性格，但这是一个巨大的错误。根据他的说法，大脑内器官的压力与这样或那样的心理机能有关，而正是这种压力造成颅骨表面变形。他把这个理论变成一门科学——"颅相学"，如今早已过时。但我们还是保留了这句俗语："啊，他天庭饱满，像个数学家！"

尽管如此，他的第一个理论——功能定位理论——还是或多或少得到了证实。这一理论将大脑的特定区域同具体的心理功能联系起来。我们关于音乐的说法就呼应了这个理论。加尔提出的假设认为，大脑可以分为22个区域，每个区域代表了与他本人记忆和感知相关的一项机能。从中他选出了一个区域分给音乐，并称之为"音乐器官"。

我在前几章已经详细解释过，如今我们已经知道，大脑中没有任何一块区域是专门用于感知音乐的，但整个听觉皮质是颞叶中一块十分明确的区域，所有智人都一样。

加尔注意到，有些人在受到创伤后便无法正确感知音乐。在1880—1890年间，德国神经病学专家奥古斯特·克诺布劳赫（Auguste Knoblauch）提出了一种音乐认知模型，并首次将失歌症归为一种音乐感知缺陷。

先天性失歌症

有36万加拿大人患有先天性失歌症，占到全国总人口的1.5%。我们所说的先天性失歌症，是指个体在没有出现大脑病变、听力丧失和认知问题以及没有外界环境刺激的情况下，无法辨别音的高低，识别不出旋律，也不知道不协和与协和和弦的区别。

大多数研究表明，一个正常人从很小的时候——甚至在会说话之前——就可以感知到音乐的所有组成部分。有先天性失歌症的人却不行。但对于语言和语言的音乐性，即所谓的语言韵律，他们却听得很清楚。因此，我们可以得出这样的结论：这一群体的语言区，即布罗卡区——得名于19世纪发现它的法国医生——没有受到损伤。先天性失歌症患者没有节奏感。而我们很清楚，对节奏的感知涉及大脑的好几个区域。

几年前，在伊莎贝尔·佩雷兹和罗伯特·扎托雷的带领下，勃拉姆斯实验室进行了一项研究，发现患有先天性失歌症的人，其额叶下部区域中负责解码音高和旋律记忆的部分，白质含量非常低。

获得性失歌症

获得性失歌症更常见。这种"症状"并不一定是永久性的。它通常是大脑受到某种创伤的结果，比如中风或脑震荡。对这些患者的研究大多表明，位于颞叶的听觉皮质区域和额叶的损伤是引起失歌症的主要原因。

研究失歌症的重要性

通过研究失歌症，伊莎贝尔·佩雷兹和世界上其他一些研究者找到了大脑中多个负责音乐感知的区域。在这方面，失歌症患者为我们理解音乐大脑做出了极大的贡献。在医学上，某种功能的丧失往往是在大脑中定位负责这项活动的区域的方法。如果一个人听不到旋律，则他大脑右半球的颞叶肯定有病变，因为那里是感知旋律的地方。如果感受不到节奏，则是左半球受损，以此类推。

参加过菲德尔·卡斯特罗（Fidel Castro）领导的古巴革命的医生和革命家切·格瓦拉（Che Guevara）就患有失歌症，他区分不出狐步舞和曼波舞。他曾用一些小诀窍来掩饰这一缺陷，比如他在邀请一位女士跳舞时，会让助手在一旁悄悄地用手拍桌子打节奏，权当节拍器。

有一个著名的"失语而不失歌"的例子，也就是说，语言功能受到影响，但音乐功能却正常。作曲家维沙翁·舍巴林（Vissarion Chebaline）在57岁时，大脑左侧有过一次严重的脑出血，他因此患上失语症，无法进行口头交流。哪怕非常简单的语句他也理解不了，他说的话别人也理解不了。但是，他却可以继续指导他的学生，聆听并纠正他们的创作。他仍然精通音乐，自己创作了14首合唱曲、2首奏鸣曲、2首四重奏、11首歌曲和1首交响曲。他此时的音乐仍然保持着他失语之前的特点：一种学院派、严肃认真而不失智慧的风格。这表明，负责音乐的区域与负责语言的区域完全不同。

此外还存在一些不太为人所知且罕见的音乐感知失常。这些现象值得一提，因为它们触及了关于音乐和大脑的重大问题。

金·匹克，不一般的音乐大脑

我永远记得与金·匹克（Kim Peek）见面时的情景。这名身材魁梧的男子当时50多岁，他来到犹他州盐湖城一家酒店的大堂与我见面。他走路有点跛，手里拿着奥斯卡小金人。透过厚厚的镜片，可以看到他敏锐的目光。

他没有对我伸出手来。匹克和其他人不同。他抓住我的肩膀，仔细凝视了我很长时间。然后说道："你可以说是世界上最不可思议的人了！"

如果我很自大的话，那肯定会受宠若惊，但我并非如此，所以我觉得这句毫无缘由的话十分可疑。我还不了解那个男人。

他的小金人是美国演员达斯汀·霍夫曼（Dustin Hoffman）赠予他的，因为电影《雨人》主角的灵感来自于他。匹克自豪地告诉我，达斯汀·霍夫曼和他待了好几天，想要了解他的想法。

达斯汀·霍夫曼很快意识到他无法扮演金·匹克。首先，匹克得的不是自闭症。他接受了所有检查，并不符合诊断标准。他患的是学者综合征。按照美国精神科医生达罗德·特雷弗特（Darold Treffert）的定义，这类人群在一个或多个领域具有超出常人的能力，而同时饱受认知障碍的困扰。10个自闭症患者中只有1个具有学术能力。金·匹克没有电影中达斯汀·霍夫曼那样的数学技能，但他确实拥有所谓的"遗觉记忆"（mémoire eidétique，又称影像记忆）以及对数字和算术的痴迷。

遗觉记忆也就是绝对的记忆。金·匹克能将五种感官带给他的所有信息完整地保留在记忆里。这种能力也许在他16个月大的时候就具备了。他以每秒10个单词的速度阅读，一共阅读并记住了超过1.2万本图书（其中包括普通读物和百科全书），记忆率高达90%。匹克也十分慷慨，他曾环游世界做演讲，听众超过200万人。我听过一次他的演讲，他知道如何幽默而诚恳地分享自己的知识。

你也许要问我这与音乐有何关系。事情是这样的。有一天，金·匹克偶然遇到了女高音歌唱家、音乐史博士、犹他大学教授阿普丽尔·格里南（April Greenan）。51岁的匹克坐在钢琴前弹奏，这是他人生中第一次奏响一个音。紧接着他奏响了另一个音。最后，他终于演奏完了一段旋律。但他从来没有接受过音乐训练，不会读谱，更没有任何弹奏钢琴的技巧。

他弹得并不悦耳。他可以从自己的记忆中自由地提取交响乐的任何部分，提取单个乐器的旋律线。哪怕是出色的指挥家，也只在面对他们已经十分精通的作品时才能做到这样。

阿普丽尔·格里南对此十分着迷，她和匹克多次会面，发现他的才能来自自己从小到大所听过的音乐。他先是听父亲的古典音乐碟片，然后听古典和流行音乐电台。这些音乐他常常只听一遍，也不和别人讨论。格里南很痛心，因为在匹克小时候没人发现他这些才能。格里南认为匹克对音乐结构的理解可以比肩伟大的作曲家，她说："我们错失了拥有另一个莫扎特的机会。"

科学家在这位"雨人"身上开展了大量研究，以便更加了解他的大脑。包括NASA在内的许多科研团队都查看过他的大脑影像底片，但依然解不开这个谜团。与常人相比，匹克的大脑要大得多。正常的大脑有胼胝体，里面的神经纤维连接着大脑的两个半球，而匹克却没有。我们不知道没有胼胝体的大脑如何工作。

匹克的海马，也就是他储存记忆的地方，看上去是正常的，但考虑到他惊人的记忆容量，这让人感到不可思议。然而，由于先天缺陷，他的小脑萎缩，这使得他的运动和协调功能很差，早上穿衣服时必须有他父亲帮忙才行。

匹克的精神科医生丹尼尔·克里斯滕森（Daniel Christensen）认为，这意味着解剖结构说明不了任何问题。匹克天才般的记忆机制显然不可见，而是存在于分子水平，隐匿在他的神经生理构造的某个地方，或者是神经元之间数量更加庞大的连结里。与金·匹克不同，我们无法从大脑用于记忆的不同区域里提取信息。他的音乐大脑完好无损。2009年，金·匹克带着他的才华和谜团离我们而去，终年58岁。

威廉氏综合征

丽莎·沃尔什（Lisa Walsh）也是一个音乐天才。她来自蒙特利尔，患有威廉氏综合征。和大多数患有这种遗传病的人一样，丽莎是一个积极开朗的女孩，喜欢和别人在一起。

给丽莎·沃尔什一个麦克风和舞台，她就能带来一场难忘的爵士乐表演。她具有天生的爵士乐风格。

麦吉尔大学的研究人员丹尼尔·莱维廷对她很感兴趣，他想了解这种天赋怎样在她的大脑中起作用，因为威廉氏综合征还伴有智力低下、空间能力缺失、像小精灵一样的面孔、一系列心脏问题和血钙失衡等症状。到目前为止，我们在7号染色体上的27个基因中发现了异常。根据不同的疾病诊断评估标准，每7 500—20 000个新生儿中就有1例威廉氏综合征患者。

丹尼尔·莱维廷对丽莎这样的患者所表现出的音乐天赋十分着迷，因为他们一点算术也不会，完全生活在时间之外（他们无法区分一分钟、一小时或者一天），身体移动困难，会忘记地点和事情。但他们的音乐能力却没有受到影响。

因此，莱维廷进行了一项实验，以探索这些人的大脑。他让丽莎等威廉氏综合征患者聆听他们喜欢的音乐，另一组普通人也一样。作为神经心理学家，莱维廷的发现让人费解，与本书所述的内容背道而驰：实际上，没有一个"威廉氏"是用我描述的经典区域来感知音乐的。这的确不同寻常，每个人都有属于自己的感知区域。此外，莱维廷发现在"威廉氏"的大脑中，几乎所有区域都能感知音乐，区域的组合方式也相当随机。

但他们还是有相同之处。他们大脑中有一个区域非常活跃：杏仁核。我们在第五章讨论感知时提到，这里是情感区域。"威廉氏"的杏仁核比对照组活跃得多，这证实了这些患者特别喜欢音乐，甚至对单纯的声音也情有独钟。莱维廷认为，这是"威廉氏"在神经元层面对音乐感情维度的认可。

他们如何能够在与其他人不同的区域里准确地感知音乐？这让人对大脑各区域对应特定机能的原理产生质疑。这里的关键是"可塑性"，因为已有颇具说服力的例子证明，大脑的皮质可以根据个体需要进行自我改造，以便容纳其他功能。在遭受事故或中风的患者中，也有这样的情况发生。一个区域遭到破坏，比如说负责言语的区域，并不一定意味着这一机能就此丧失。经过再适应，相邻的区域可以接管这一机能，通过重组来执行语言功能。正是这种可塑性让丽莎·沃尔什能够轻松自如地演奏爵士乐，让她在唱完每一首歌时，脸上都浮现出动人的微笑。这有助于我们打破对疾病的偏见，懂得尊重他人。

如果某些疾病能让我们更好地理解音乐，反之亦然，那么其中的原因很可能是医学和音乐本来就是交织在一起的。

大脑加油站

伊莎贝尔·佩雷兹2017年在加利福尼亚大学圣迭戈分校的讲座，加利福尼亚大学电视台录制：

• https://www.youtube.com/watch?v=YYym_6wdZTw

通过切·格瓦拉的经历来理解失歌症：

• Salles, Walter, *Diarios de motocicleta* (Carnets de voyage), Film4 Productions, 2004.

了解真正的"雨人"——纪录片《天才男孩》(*The Boy With The Incredible Brain*) 节选：

• https://www.youtube.com/watch?v=36K1HQvUdWg

没有人给金·匹克写过传记，但可以通过这本书了解另一位不一般的音乐大脑丹尼尔·塔梅特 (Daniel Tammet)：

• Tammet, Daniel, *Je suis né un jour bleu*, Paris, Éditions J'ai lu, 2009.

深入了解威廉氏综合征：

• Self, Michelle, *Extraordinary Gifts, Unique Challenges: Williams Syndrome*, North Charleston, CreateSpace, 2014.

第八章

音乐与医学：永结同好

世界伊始，魔法就将唱歌与治疗结合在了一起。

——帕特里克·莱舍万

1981年夏天，一个天气晴朗的日子，我站在蒙特利尔一家书店的橱窗前，饶有兴趣地盯着里面的一本新书。书皮是黑色的，上面是一名管弦乐队指挥拿着指挥棒，他的手势温柔而优雅。这本书是帕特里克·莱舍万（Patrick L'Échevin）的《音乐和医学》（*Musique et médecine*）。作者是一名31岁的年轻医生，他既是外科医生，也是音乐家。读着这本书，我想到了自己的生理学研究和在音乐方面受过的训练。莱舍万展示了音乐在治疗过程中的作用以及音乐对各个时代的医生所具有的吸引力。

古希腊人的音乐与医学

在我们进入医学和音乐的世界徜徉前，有必要讲讲古希腊的希波克拉底（Hippocrate）。他是医学之父，同时也是哲学家。

他建立了临床医学的观察方法以及医学实践的道德准则，后者就是著名的希波克拉底誓词。他在著作《论人的本质》（*De la nature de l'homme*）中提出，我们的健康状况取决于四种体液：血液、黏液（炎症引发的体液）、黄胆汁（存在于呕吐物和腹泻中）和黑胆汁（因忧郁而形成的黑色液体，源自血液和痰液）。希波克拉底认为音乐可以影响四种体液之间的平衡。

我们还应提到亚里士多德，这位伟大的哲学家几乎影响了所有西方思想。他也是古代伟大的音乐学家。当他看到在音乐面前，没人能做到无动于衷时，便对其中的理念和机制进行了思考。他深信，只有带有节奏的艺术才能提高人们的道德水准，并且有助于让人获得安宁与平静，消除各种焦虑。节奏是音乐必不可少的一部分，同时也是人体新陈代谢的组成要素。

心脏基本上一秒钟跳动一次，这个节奏陪伴我们一生。这位伴侣每天在我们体内振动约10万次，一年就是3 650万次。如果我们能活到80岁，一生中心脏共计振动约30亿次。

但如果疾病袭来，心率就常常改变。科斯的普拉萨哥拉斯（Praxagoras de Cos）是公元前4世纪的医生，也是希波克拉底的门徒。他是第一个发现可以通过触摸静脉来测算脉搏的人，因此被称为"心率之父"。当时另一位著名的医生希罗菲卢斯（Hérophile）则发现了脉搏与音乐之间的关系。

还有一位伟大的阿拉伯哲学家、医生和音乐理论家，即著名的阿维森纳（Avicenne）。他的真名是阿布·阿里·胡赛因·伊本·西那（Abu Ali al-Husayn Ibn Sina）。他在伊斯兰国家和西方世界具有相当大的影响力。他写了上百部著作，其中包括著名的《医典》（*Al Quanun*）。直到17世纪中叶，基督教大学的医学教纲都以《医典》为基础。在这本书里，阿维森纳把心脏跳动比作音乐的节拍。

18世纪，一些医生受到音乐的启发，开始利用音乐节奏进行诊断。例如，南锡的一位法国医生马凯（Marquet）于1747年出版了《通过音乐了解和确定脉搏的艺术》（*L'Art de connaître et de désigner le pouls par la musique*）一书。在书中，他将心跳与音乐的节奏运动进行比较，希望无论是双脉搏、心律不齐还是心动过速，都可以利用音乐符号把它们记录下来，但这一突发奇想没能实现。

本着同样的理念，最近魁北克一位心脏病专家将心律不齐和音乐结合起来，创作了一部交响音乐作品，名为《心脏，合唱团与管弦乐队的交响诗》（*Cœur, poèmes symphoniques pour chœur et orchestre*）。这部交响诗由弗朗索瓦·里夫斯（François Reeves）医生作词，作曲家吉勒·贝勒马尔（Gilles Bellemare）谱曲。

里夫斯医生解释说：

乐团是心，合唱团是灵。五个房间、五个病人、五次听诊、五种心律不齐、五个生命阶段。在每个房间里，医生都会遇见一个患有某种心脏病和心律不齐的人。在这段艰难的经历中，他会产生各种感受和想法。不同情况下的听诊和心律不齐症状，奠定了声音和节奏的基调，通过乐队表现出来。合唱团演唱的是患者对生命中某个特定阶段的感受。

这部作品是对法国伟大的医生和音乐家勒内·雷奈克（René Laennec）的回应。雷奈克被誉为"现代听诊学之父"。

勒内·雷奈克：从笛子到听诊器

勒内·雷奈克既是医生，也是一名优秀的长笛演奏家。自1816年起，他便担任巴黎内克尔医院院长。雷奈克对肺部疾病特别感兴趣。与其他同事一样，他也使用叩诊法，即以手指敲击肺部，通过肺部阻塞时的声音变化进行诊断。

但是他对这项技术有些抵触，在他看来，这太粗糙了。一天下午，他在卢浮宫附近散步时，看到几个小男孩在听一根长长的金属管末端发出的声音。

这位长笛演奏家叫了一声"想到了"，便急忙赶回医院。他把一张信纸卷起来，一端按在患者的胸上，一端贴在自己的耳朵上。于是，他清楚地听到了心跳声和肺部的声音。

由此，勒内·雷奈克发明了听诊法和听诊器。借助这个工具，医生能够诊断出一系列呼吸道疾病，包括结核。他于1819年发表的作品《论医学听诊》（*Traité d'auscultation médicale*），彻底地改变了医学诊断的方法。他的长笛形听诊器正是医学和音乐艺术奇妙融合的见证。这根空心圆柱体既可以传导来自人体的声音，也能传播音乐。

爱德华·詹纳：疫苗与歌曲

爱德华·詹纳（Edward Jenner）是一位医生、科学家和博物学家，被誉为"免疫学之父"，因其对天花疫苗的研究而闻名世界。詹纳发现，得过牛痘的挤奶女工就不会得天花。牛痘是一种在牛群中传播的疾病，它与人类的天花类似，但毒性较小。

1796年5月14日，詹纳把一名挤奶工水泡里的脓液接种到一个8岁男孩詹姆斯·菲普斯（James Phipps）身上。此前这名挤奶工从一头名叫"开花"（Blossom）的奶牛那里感染了牛痘。之后，詹纳将这个孩子直接暴露在天花病人群中，但孩子并没有发病。剩下的故事就很清楚了：詹纳因此享誉世界。但是很少有人知道，这位医生也是一位音乐家。除了热爱作曲之外，他还喜欢唱歌、拉小提琴、吹笛子。他还发行过歌曲，其中最著名的是《雨之迹》（*The Signs of Rain*）。此外，詹纳在社交晚会上的表演也很出名。

埃克托·柏辽兹：为成为作曲家而斗争

埃克托·柏辽兹（Hector Berlioz）是19世纪法国最伟

大的作曲家之一，以其代表作《幻想交响曲》（*Symphonie fantastique*）而闻名。他出生于一个医学世家，祖父、叔父、父亲都是医生。尽管柏辽兹很早就表现出成为音乐家和作曲家的天赋，并且意志坚定，但父亲强迫他完成医学院的学业，传承家业。柏辽兹遵从了父亲的意愿，并于1824年毕业，但他从未放弃对音乐的追求。

他在音乐学院跟随杰出的作曲家让–弗朗索瓦·勒叙厄尔（Jean-François Lesueur）学习作曲。听了柏辽兹创作的音乐后，勒叙厄尔认为年轻的柏辽兹不应该继续从医，而是应该成为一名出色的音乐家。历史证明勒叙厄尔是对的，埃克托·柏辽兹后来成为"法国浪漫主义"音乐的象征。用他的传记作者阿道夫·博绍（Adolphe Boschot）的话来说，柏辽兹的人生是一系列"冒险、狂喜、痛苦、毁灭以及令人陶醉的胜利"。

亚历山大·鲍罗丁：两种职业都获成功

俄罗斯作曲家亚历山大·鲍罗丁（Alexandre Borodine）出生于圣彼得堡，他的家庭为他规划的人生之路也同样曲折蜿蜒。鲍罗丁是格鲁吉亚王子卢卡·斯捷潘诺维奇·格迪亚诺夫（Louka Stépanovitch Guédianov）与一位名叫杜妮娅（Dounia）的士兵之女的私生子。格迪亚诺夫时年62岁，杜妮

99

娅只有25岁。王子人不错，给杜妮娅购置了一幢四层的小洋楼，并把年幼的亚历山大指定为继承人。亚历山大在音乐方面很有天赋，同时学习笛子、钢琴和大提琴三种乐器。10岁时，他又对化学产生了兴趣，但这并没有妨碍他在13岁时就写出了《长笛和钢琴协奏曲》（*Concerto pour flûte et piano*）和《两把小提琴和大提琴三重奏》（*Trio pour deux violons et violoncelle*）。

他的母亲后来嫁给了一位军医，他十分希望年少的亚历山大也成为一名医生。于是，亚历山大在15岁时进入医学院学习。幸运的是，他对音乐的热情并没有消退，加入了"强力集团"（Groupe des Cinq）。在这个小组里，各位音乐家的经历千差万别，有数学家米利·巴拉基列夫（Mili Balakirev）、工程院防御工事教师策扎尔·居伊（César Cui）、军官莫杰斯特·穆索尔斯基（Modeste Moussorgski）以及皇家海军军官尼古拉·李姆斯基-柯萨科夫（Nikolaï Rimski-Korsakov）。如今，强力集团以创作了真正的俄罗斯民族音乐而闻名于世。

亚历山大·鲍罗丁不喜欢医治病人，但对化学的热爱让他成为了一名伟大的学者。他在有机化学方面的成果丰硕，其中包括发现了羟醛反应（碳原子之间形成化学键），此外还有一个化学反应以他的名字命名，即鲍罗丁-汉斯狄克反应。（对这个化学反应的解释不在本书音乐之旅的范围内。）鲍罗丁自称"周日作曲家"，但他给我们留下了一部里程碑式的歌剧《伊戈尔王子》（*Le Prince Igor*）以及三首交响曲、两首弦乐四重奏和诸多室内乐作品。

阿尔伯特·施韦泽：医生与音乐家的完美融合

德国人阿尔伯特·施韦泽（Albert Schweitzer）既是医生、牧师、新教神学家和哲学家，也是一位音乐家，准确地说，是一位管风琴演奏家。他还是人道主义、生态保护和核裁军的先驱。他于1952年获得诺贝尔和平奖。

他曾在非洲救治过最穷苦的病人，但他认为自己首先是一位音乐家，尤其痴迷于巴赫的音乐。他还对巴赫进行了深入的研究，写成了《音乐诗人约翰-塞巴斯蒂安·巴赫》（*Jean-Sébastien Bach, le musician-poète*）一书。终其一生，阿尔伯特·施韦泽演出了近500场管风琴独奏音乐会，录制了70张唱片，还为制定管风琴制作的国际规则做出了贡献。

也许施韦泽是医学、音乐和人道主义结合的绝佳典范。评论者指出，他演奏巴赫作品的速度往往太慢，或许是为了感受作品中蕴含的数学复杂性和音乐精华。这位崇尚生命的人表明，音乐疗心可以成为医生疗身的补充。

大卫·圣雅克：医生、工程师、天体物理学家、宇航员……以及音乐家

几年前，我曾在加拿大广播公司（Radio-Canada）的电视节目中简要介绍过宇航员音乐家大卫·圣雅克（David Saint-Jacques）。你可能更熟悉宇航员克里斯·哈特菲尔德（Chris Hadfield），他曾在国际空间站演唱已故音乐人大卫·鲍伊（David Bowie）的《太空怪谈》（*Space Oddity*）而让全世界熟知。不过，大卫·圣雅克还有一项特殊经历，他曾在加拿大自然环境最恶劣的魁北克远北地区行医。

与大部分宇航员一样，圣雅克也非常了不起。地球上很少有人既是医生又是工程师，同时还是天体物理学家和宇航员。和他见面时，他把我带到他家的一个房间里去，他时常会在这里独处。接着，他拿起一个盒子，从里面取出一根尺八①，这是一种源自中国的乐器，于6世纪传入日本。

大卫·圣雅克露出灿烂的笑容，他跪在地毯上，闭上眼睛，神情专注，把竹子凑到嘴边，轻轻地吹奏，带来一阵十分悦耳的旋律。我痴痴地看着他，但一点也不感到奇怪：这是一位医生在给我演奏音乐。

禅宗认为吹奏尺八就是吹禅，这是一种冥想的艺术，通

---

① 尺八，竹制乐器，源于中国古代吴越地区，唐宋时期传入日本。这种乐器以管长一尺八寸而得名，其音色苍凉辽阔，能表现出空灵的意境。

过吹气和音乐达到自我的大彻大悟。实际上，这是佛教仪式乐曲中的主要伴奏乐器。这位天体物理学家是在日本安装最先进的望远镜设备时发现尺八这种乐器的。每当工作压力太大时，他就会吹奏尺八，重拾内心的安宁。

关于音乐和医学之间的关系，他对我说："音乐并不是抽象的存在，而是生理上切实存在的一种东西，植根于我们的身体。我们所有人都会对音乐产生反应。因此这也是表达情感、影响情绪的很好的方法。这是人体最美好的机能之一！"他还抱怨说自己吹奏尺八的时间不够多。如果说，一位音乐家的个性决定了他对乐器的选择，那么在我看来，圣雅克的善良与尺八的柔和就是一对完美的组合。

音乐与医学：为人服务、给人治病

音乐训练能够锻炼特定的身体机能，包括听觉、注意力、群体演奏时的协作和同理心、近乎固执地对细节的关注，以及对卓越的追求。这些品质同样有利于医学训练和实践。多年以来，演奏音乐的医生人数众多，成立了许多"医生乐团"。这种现象在工程师、会计或者其他行业中从未有过。比较知名的有欧洲医生管弦乐团、法国医生交响乐团以及代表了医生对音乐热爱巅峰的世界医生管弦乐团。这个乐团由德国心脏病专家斯特凡·维利希（Stefan Willich）创立并担任指挥，集聚了来自世界各地的1 000名医师，从而确保乐团的每场音乐会至少有100位音乐家可以参与。

在蒙特利尔则有麦吉尔医生管弦乐团。这是一个古典乐团，基本上由医生、医学院的学生和医学研究人员组成。全科医生乔安娜·蒂博多（Johanne Thibaudeau）就是其中一员。她从6岁开始学钢琴，被医学院录取后，她决定学习小提琴。她认为，医学和音乐的目的相同，都是照顾和治愈自己的同类。

许多医生说，他们对音乐的热情也源于他们对专注度要求很高的工作的热情。这也是医生和音乐家的共通之处。

在这一章结束时，我想再提一下40年前勾起我对音乐大脑的好奇心的法国医生帕特里克·莱舍万。他在《音乐和医学》的结尾处断言："世界伊始，魔法就将唱歌与治病结合在了一起……2000年的历史向我们展示了音乐世界与医学世界的众多关联。这些关联今天还在继续，并不断完善和发展，音乐和医学的进步让彼此受益。"如今再看，莱舍万的话很对，而且极具预见性。

大脑加油站

拉瓦尔交响乐团2016年演奏的《心脏，合唱团与管弦乐队的交响诗》：

- https://www.youtube.com/watch?v=8SYKOg63KBI

纪录片《阿尔伯特·施韦泽：管风琴》：

- https://www.youtube.com/watch?v=sKAfgYJen6E

大学时代令我印象深刻的《音乐与医学》：

- L'Échevin, Patrick, *Musique et médecine*, Paris, Éditions Stock, 1981.

这本书详细地讲述了音乐和医学的探索之旅：

- Pinet, Patrice, *Les musiciens, la maladie et la médecine: de Guillaume de Machaut à Béla Bartók*, Paris, Éditions L'Harmattan, 2017.

第九章

音乐治疗：敞开之门

　　音乐具有复原力，因为它能找回过去的情感，并通过对歌曲和相关记忆的把控实现对情感的重组。

——鲍里斯·西吕尼克[①]

　　当音乐治疗师米舍利娜·莱斯佩朗斯（Micheline L'Espérance）慢慢走进蒙特利尔大学老年医学研究所的大厅时，已经有数十名痴呆症患者静静地坐在那里好几分钟了，其中包括阿尔茨海默病患者。

　　莱斯佩朗斯手拿吉他，微笑着，起了一个音。她的歌声和琴弦的声音刹那间充满了整个房间。病人们睁开了眼睛，抬起头，有些人还突然间微笑起来。这位音乐治疗师在大厅中间继续演奏。几秒钟后，病人们站了起来，"奇迹"出现了。这些早已无法动弹、不能说话的病人，开始唱歌、跳舞、谈话。

　　我当时就在大厅里。我必须承认，这一刻真让人感动。当然，音乐治疗并没有痊愈的效果。一旦米舍利娜·莱斯佩朗斯停下来，病人们就又成了哑巴，坐回椅子上。痴呆症的静默又回来了。

　　我们现在一致认为，专业音乐治疗师的这种疗法可以减轻阿尔茨海默病的症状，包括病人的压力、偏执、混乱和烦

---

　　① 鲍里斯·西吕尼克（Boris Cyrulnik，1937—　），法国精神科医生、神经学家、动物行为学家、作家。

躁。如何解释这种效果呢？

音乐疗法如何对阿尔茨海默病起效？

阿尔茨海默病是一种不可治愈、渐行性且不可逆的痴呆病。该病由德国医生阿洛伊斯·阿尔茨海默（Alois Alzheimer）于1906年率先记录。现在我们知道，它是由脑损伤引起的，病理表现为脑内老年斑（淀粉样蛋白斑块）和神经纤维缠结。

斑块最初开始沉积时，人会表现出轻度的记忆力受损，伴有轻微的注意力不集中，做简单动作的协调性也会出现问题，但早期记忆并没有受到影响。

长此以往，斑块在额叶和颞叶皮质扩散，这些区域同做决策和语言相关的执行功能有关。病情加重会导致更严重的混乱、易怒和更强的攻击性。在这之后，大脑的深层结构会受到影响，其中包括储存长期记忆的区域，比如海马。当自主功能开始受到影响时，一切便无可挽回。

但是，聆听音乐对大脑多个区域的作用会保留很长时间才会消失。与许多医生一样，已故纽约神经病学专家、研究者和科普作家奥利弗·萨克斯（Oliver Sacks）认为，这对于阿尔茨海默病的治疗大有裨益。他以此为题，写出了《脑袋里装了2000出歌剧的人》（*Musicophilia*）一书。这本书成为畅销书，并被改编成纪录片，风靡全球。

像其他很多研究人员一样，他发现积极演奏乐器涉及大脑的多个区域。如果临床医生播放患者年轻时喜欢的音乐作品，能够取得更好的治疗效果，因为这样的音乐可以激活海马和其他记忆区域，有助于恢复语言功能和记忆。

尚且无法治愈的疾病

2014年，我有幸主持了七国集团在加拿大渥太华举行的关于痴呆症的峰会。峰会由时任英国首相大卫·卡梅伦（David Cameron）倡议，他希望国际社会能达成一个行动计划，共同对抗这种越来越让人担忧的疾病。

实际上，每年治疗阿尔兹海默病为各国带来的经济负担高达1万亿美元。如果将其作为一个国家的财政预算，那么它在世界上能排第18位。这一天文数字包含了应对这一疾病所需的所有直接和间接费用，但不包括疾病对社会造成的影响，以及照顾病人的家庭和亲人身上的沉重负担。

在峰会召开的两天时间里，我听到制药行业的数百位研究人员、管理人员和企业家都在说缺乏测试新药的治疗对象。实际上，今天没有一种药物能专门针对痴呆症的成因。患者会不可避免地沿着这条路，慢慢发展为长期性遗忘症，最后走向死亡。

特别值得一提的是加拿大研究员伊夫·琼内特（Yves Joanette）的杰出工作，琼内特曾担任世界痴呆症理事会的负责人。该理事会汇集了世界各地在痴呆症基础研究领域的重要力量，这些研究人员孜孜不倦地寻找治愈疾病的方案。此次峰会将2020年定为找到治疗阿尔兹海默病有效疗法的最后期限。

用音乐疗法治疗帕金森病

正如我之前所说，音乐在本质上是与身体联系在一起的。帕金森病是一种严重的神经退行性疾病，会影响患者的运动机能。安大略省西部大学大脑与心理研究所的杰西卡·格兰（Jessica Grahn）等研究人员正在探索用音乐进行治疗，从而尽可能长时间地维持患者的运动机能。

杰西卡·格兰发现，帕金森病的患者难以感知节奏。音乐作用于基底神经节，这里是大脑中央的核心部位，功能之一就是维持流畅的自主行为。这一区域还与抽动秽语综合征[①]和亨廷顿舞蹈症[②]有关。

---

① 抽动秽语综合征是一种表现为全身多部位不自主运动及发声的运动障碍性疾病。

② 亨廷顿舞蹈症是一种罕见的常染色体显性遗传病，主要表现为舞蹈样不自主运动和进行性认知障碍。

音乐疗法的种类

音乐疗法要想取得效果，必须在专业人员的指导下进行。自己随便充当治疗师无法改善家人和朋友的健康。在接受大学课程的培训之后（比如蒙特利尔的康考迪亚大学就提供这种课程），才能掌握专业的技能，成为音乐治疗师，帮助改善病人的认知功能、运动能力、社交能力、生活质量和情绪稳定性。

一般来说，音乐疗法可以是被动的，即聆听由治疗师特意挑选的能够产生疗效的音乐，也可以是主动的，即让患者单独或与治疗师一起演奏乐器、跳舞，或者欣赏音乐然后进行讨论。20世纪的作曲家创作的音乐教学法，有几种可被用于痴呆症的音乐治疗。

超越《布兰诗歌》！

创作了著名大型合唱及管弦乐作品《布兰诗歌》（*Carmina Burana*）的德国作曲家卡尔·奥尔夫（Carl Orff）制定了一种在游戏和娱乐的环境中教授音乐的方法。这种方法给即兴演奏留下了很大的空间，可以自由地按自己的速度进行。

奥尔夫教学法让人可以在体验中感受和探索音乐。陈列在学习工坊里的乐器有木琴、马林巴等打击乐器，针对的都是节奏训练，因为节奏被看作是音乐表达的基本要素。很多国家的奥尔夫协会都在推广这种教学法，包括加拿大。

这种方法可以提高患者的协调性、灵巧性，有助于集中注意力，符合音乐疗法的目的，于是成为许多饱受身体和精神残疾困扰的人士的疗愈工具。即使是听力有严重问题的人也能感受到乐器的振动。而盲人或视力受限的人可以通过做音乐游戏学习深呼吸，这对他们而言往往不易做到。

达尔克罗兹的体态律动法

20世纪初，瑞士作曲家和教育家埃米尔·雅克-达尔克罗兹（Émile Jaques-Dalcroze）也对音乐教学的新方法感兴趣。他同样选用节奏训练和即兴演奏的方式，并加入声乐和乐理作为重要元素。他提出了"体态律动"的概念。这一概念来自早期音乐仪式的另一个基础：动作。

这种教学法需要把身体转换成乐器，用动作演绎音乐，让音乐从身体中流过。达尔克罗兹在最优秀的学生身上看到了这一点：他们总是在演奏音乐时加入手势。因此，达尔克罗兹开发了一系列动作和姿势，帮助音乐家将音乐和他们对音乐的诠释联系起来。

许多大学都在教授体态律动法。这种教学法尤其重视音乐和动作之间的联系，在音乐疗法领域颇具影响力。

柯达伊音乐教学法

20世纪匈牙利诞生了两位伟大的作曲家，即巴托克·贝洛（Bartók Béla）和柯达伊·佐尔坦（Kodály Zoltán）。柯达伊曾与巴托克分享过录制匈牙利传统歌曲的技巧，于是两人成为好友。对音乐之美的共同热爱是他们创作的主要灵感来源。

柯达伊·佐尔坦不仅是作曲家和民族音乐学家，还是一位语言学家、哲学家和教育家。他留下了一项重要的成果：柯达伊音乐教学法。2016年，联合国教科文组织将其列入非物质文化遗产名录。

对20世纪20—30年代匈牙利年轻人糟糕的音乐教育状况的反思，促成了柯达伊音乐教学法的诞生。实际上，柯达伊受到了多方面的启发，其中包括达尔克罗兹的体态律动法。他的优势在于将这些技巧汇集起来，形成更有效的组合。首先听节奏，然后把节奏转换为有韵律的音节，再将其转化为歌曲和有节奏的动作。

该教学法的一个特殊之处是用手代表音符的音高。这种方法十分有效，美国电影制片人史蒂文·斯皮尔伯格（Steven Spielberg）曾在他的电影《第三类接触》（*Close Encounters of the Third Kind*）中将其想象成人类与外星人进行交流的一种手段。

奥尔夫、达尔克罗兹和柯达伊开辟了研究音乐、大脑和身体之间联系的新道路。这些方法的目的是将声音刺激的反应放大，使其更好地整合到治疗过程中。如今，这些办法都被证明有效。通过动作放大节奏的刺激，通过嗓音放大音高、旋律与和声的刺激，大脑通过不同的方式将构成音乐的所有元素组合成一个整体。这种提高音乐感知和演奏技能的方法，必将让患有疾病或带有缺陷的身体获益。

从早产儿到青少年都能从音乐治疗中获益

音乐疗法目前已被应用到所有年龄层次，遍及世界各地，甚至还有针对早产儿的音乐疗程，由音乐治疗师直接在新生儿重症监护室中进行。这些疗法通过不同的方式刺激哺乳、呼吸和吞咽机制，同时给婴儿创造一个平静而轻松的环境。

对于儿童，音乐疗法尤其适合感觉运动、认知或交流机能的再适应过程。音乐节奏有利于脑损伤后的康复。唱歌则对造成呼吸或咬字困难的疾病有积极作用，比如表现为发音和语言理解困难的失语症。

音乐疗法也被用在患有情绪障碍的青少年身上。来自挪威卑尔根大学格里格学院［为纪念著名作曲家爱德华·格里格（Edvard Grieg）而得名］的克里斯蒂安·戈尔德（Christian Gold）进行了元分析，发现音乐疗法对患有与行为和情感发展相关疾病的儿童和青少年具有可测量的效果。研究结果表明，患者各种症状都有所改善，具体效果取决于接受治疗的次数。

对自闭症儿童的治疗也是音乐疗法的重点。在这里，我们不应把音乐疗法看作是灵丹妙药，而应把它当作提升儿童交流能力、改善生活质量的一种工具。但音乐疗法能够取得更多成效吗？2017年，克里斯蒂安·戈尔德发表了一项研究，评估了音乐疗法对自闭症儿童的好处。该项研究从9个国家招募了364名4—6岁的儿童，这个样本数量在音乐疗法研究中相当惊人。他将参与研究的儿童分为两个小组，一组采用音乐疗法，而另一组则没有。需要指出的是，这些音乐治疗师已经进行了为期5个月的乐器互动即兴演奏练习，能够提供种类丰富多样的疗法。实验期间，戈尔德在两组实验中都没有观察到病症出现明显好转。但正如他自己所说，这并不意味着音乐疗法没有作用。至于音乐疗法能给自闭症儿童带来什么益处，还需要进行更多的研究，时间跨度要更长，人数要更多，这样才能够得到明确的结论。从戈尔德的分析中我们了解到，应该让对音乐感兴趣或者语言能力受限的儿童接触音乐。倘若音乐能够提升他们的生活质量，就已经是一大进步了。

心脏疾病

越来越多的心脏病学家认为，经典的对抗疗法，即药物和手术，只是治疗的一种手段。一些医生愿意采用整体疗法，加入冥想、针灸甚至音乐疗法，以减少心脏病再次发作的风险。

患有心血管疾病的人在整个治疗过程中都承受着巨大的压力，诊断、住院、手术、对死亡的恐惧，还有对自己是否能被治愈的怀疑，这些都是压力的来源。考科蓝（Cochrane）是一个医疗协作组，以其对科学研究现状的评估而闻名。2013年，该组织的医生和流行病学专家回顾了用音乐疗法治疗心脏病的研究。他们证实，聆听音乐能缓解这些患者的焦虑，尤其是患有心肌梗死的病人（如果让患者自己选择要听的音乐，效果更为明显）。他们还观察到，音乐对血压、心率、睡眠质量和舒缓疼痛具有积极效果。但是在临床效果方面，目前下结论为时尚早，因为总共只涉及26项研究，1 369位病人，样本数量还不够多。

中风

中风有两种类型：缺血性中风和出血性中风。前者是由脑局部缺少血液供应引起，后者则是血管破裂造成的。中风幸存者遭受的脑损伤通常很严重，表现为偏瘫，或者语言功能、记忆力和运动能力的丧失等。有些人能够从中恢复，有些则不能，康复往往需要很长时间。一些研究表明，音乐有利于患者恢复肢体的灵活性和运动性，改善其精神状态，将传统疗法和音乐疗法相结合，可以促进患者康复。

此外，2017年，考科蓝对科学文献再次进行了回顾，审视了近30项临床研究。结果表明，音乐疗法可以在多方面起作用，改善病人的姿势、动作同步性、语言和沟通能力，从总体上提高生活质量。作者认为，虽然还需要更多的研究才能给出临床建议，但这个结果已经令人鼓舞。

音乐疗法与大脑紊乱

2012年，美国纪录片《音乐之生》（*Alive Inside: A Story of Music and Memory*）极大地推动了利用音乐治疗阿尔茨海默病的进程。超过 1 100万互联网用户观看了这一著名的片段：一个患有阿尔茨海默病的人，听到年轻时听过的音乐后睁开了眼睛。那是凯伯·凯洛威（Cabell Calloway）的一首歌。这部纪录片促使美国、加拿大和欧洲成立了诸如"音乐和记忆"（Music and Memory）之类的公益项目，向阿尔茨海默病患者发放包含精选歌单的iPod。这种方法没有真正的专家进行监督指导，离结构化的音乐疗法还差得很远。目前有数百家养老院和老年病医院会播放音乐，这些地方通常缺乏文化活动，缺少对感官的刺激但疗效还有待验证。

对于成年人的某些神经系统疾病的治疗，音乐疗法也取得了进展，但是在得出与传统医学疗法相当的治疗效果之前，我们还需保持谨慎。

在精神分裂症、抑郁症或创伤后的应激障碍方面，对音乐疗法的研究尚不足以衡量其是否具有持久效果。我们必须采用可靠的操作规程进行大规模研究，等研究结果公布之后，我们才能知道音乐能否帮助这些患者。但是音乐疗法对患者生活质量的改善已得到充分证明，应被视为有效的辅助治疗。

音乐作为治疗手段的历史

音乐疗法起源于古希腊，已经存在了至少两千年。阿波罗是奥林匹斯山的十二主神之一，是音乐家的守护神，因此又被称为音乐之神。音乐家在当时的古希腊社会中扮演着重要角色。对于古希腊人来说，音乐不仅是娱乐，还能让人们缓解痛苦。

柏拉图说，听音乐会影响一个人的情绪，甚至会影响他的性格。亚里士多德循着同样的方向补充道，音乐可以净化情绪。而医学之父希波克拉底则通过播放音乐来治疗精神疾病。

伊斯兰与音乐疗法

将音乐用于治疗疾病并非古希腊文化独有的现象。纵观历史，许多文明中都有音乐疗法的影子。13世纪，阿拉伯世界的一些医院为患者开辟了音乐厅。这种疗法的基础是伟大思想家法拉比（al-Farabi）、拉齐（al-Razi）和阿维森纳的理论。在阿拉伯世界中，伟大宇宙的创造始于一个词和一个声音："库尔阔克"（kü l kök）。这里需要注意这种观点与天体物理学所描绘的世界起源的差异，虽然后者被称为"大爆炸理论"，却认为宇宙诞生于一片寂静之中。

突厥哲学家法拉比——西方人称他阿尔法拉比乌斯（Alpharabius）——对音乐十分着迷。在《音乐之书》（*Kitab al-Musiqa*）中，他阐释了音乐所具有的宇宙性特征以及对人体的作用。在《论理智书简》（*Les sens de l'intellect*）中，他描述了音乐对心灵的多种治疗作用。

我们还知道，在北非和其他中东地区，人们很早就开始采用音乐疗法了。菲斯、巴格达、开罗、大马士革和阿勒颇建有精神病患者收容所。除了药物和洗浴外，精神病患者还接受音乐疗法。每天，合唱团和乐队都会为他们进行表演，旨在治愈他们的疾病。

这时的西方

这趟中东和伊斯兰世界之旅令人着迷，提示我们音乐是一种超越文化的治疗工具。在西方，从17世纪开始，音乐的治疗潜力就已被人们发现、分析，并应用于实践。

英国学者罗伯特·伯顿（Robert Burton）的著作《忧郁的解剖》（*The Anatomy of Melancholy*）出版于1621年。正如我们之前所讲到的，当时的科学家把忧郁看作一种体液，认为这是由过量的"黑胆汁"引起的。我们今天则将忧郁当成一种精神疾病来看待，因为这是情绪低落的反应。

在这部900页的长篇巨著中，伯顿综述了当时以及古希腊的所有医学知识，来说明音乐和舞蹈是治疗忧郁的工具。伯顿还说，一切都取决于音乐类型的选择。这一补充十分重要，因为有些歌曲可能会引起轻微忧郁，而另一些则对心情确有裨益。

将神经系统作为身体和精神的纽带

当18世纪的解剖学家和医生了解到，身体和心灵之间必须通过神经系统才能建立联系时，音乐疗法便应运而生。有关这一主题的许多书都将其看作理所当然，因为音乐可以让情绪平静下来，甚至能改善患者的新陈代谢。

这些书中最著名的是彼得·里希滕塔尔（Peter Lichtenthal）于1807年出版的《音乐医生》（Der musikalische Arzt）。里希滕塔尔既是音乐家又是医生，他还是莫扎特儿子的朋友。他建议使用特定的"音乐剂量"来刺激神经，改善健康状况。

20世纪的巨大进步恰逢两次世界大战。音乐疗法在当时的军事医院中流行开来。今天，音乐疗法仍在美军军营中广泛实施。

在共情医学理论中，疾病被认为是一种相当复杂的现象，绝不仅仅是身体器官失常那么简单。在这种医学逻辑中，音乐疗法更具合理性。

大脑加油站

NOVA音乐广播公司根据奥利弗·萨克斯的《脑袋里装了2000出歌剧的人》拍摄的纪录片《音乐心灵》:

• https://www.youtube.com/watch?v=hRFI_kSSGr4

迈克尔·罗萨托－本内特执导的电影《音乐之生》:

• http://www.aliveinside.us/#alive-inside-theater

近年来这本书让音乐疗法广受关注:

• Sacks, Oliver, *Musicophilia. La musique, le cerveau et nous*, Paris, Éditions du Seuil, 2009.

有关音乐疗法主题的经典著作:

• Forestier, Richard, *Tout savoir sur la musicothérapie*, Lausanne, Éditions Favre, 2011.

魁北克一位广受赞誉的音乐治疗师的心得:

• Vaillancourt, Guylaine, *Musique, musicothérapie et développement de l'enfant*, Montréal, Éditions de l'Hôpital Sainte-Justine, 2005.

第十章

我们基因里的音乐

在某种程度上，遗传学只是一种记忆。而演化的记忆，都植根于我们的肉体。

——让-克里斯朵夫·格朗热[1]

《秘石议会》

我第一次触摸钢琴的琴键时兴奋异常。我的手指不由自主地探索着每一个琴键，我的耳朵感受着每个音符的音值。即使我根本不会弹琴，我也想弹奏一些属于我自己的旋律。

这种即兴创作的倾向意味着我不能专注地投入于练习曲的弹奏，我的老师对此很是失望。从那以后我并没有真正地做出改变，仍然更喜欢弹奏源自我的想法和感受的音乐，而不是演绎其他作曲家的作品。

我的祖父是一位钢琴即兴演奏的大家。在家庭聚会时，他能坐下来一弹就是好几个小时，既可以弹名曲，也能弹他自己的曲子，甚至根据流行歌曲做出即兴创作。但是他没有将自己的知识和激情遗传给后代。我的父亲从未受过任何训练，只能靠自己去发现音乐的精彩。虽然我从未有机会听过祖父演奏，但我即兴演奏的天赋是否承自于他？是否音乐才能也可以遗传，甚至具有表观遗传学的特点？

---

[1] 让-克里斯朵夫·格朗热（Jean-Christophe Grangé，1961— ），法国推理作家，著有《暗流》（Les Rivières pourpres）、《秘石议会》（Le Concile de pierre）等，并被改编为电影。

最初的线索

虽然我们所有人几乎都能感知音乐、演奏音乐，但这些技巧却因人而异。科学家们认为这取决于环境和遗传因素的综合作用。

在过去的20多年里，科学家一直非常积极地寻找与各种疾病有关的基因，甚至在语言领域都做了大量工作，但是对音乐相关基因的研究却相对滞后。不得不说，感知和演奏音乐所需的技能之复杂，让不止一位遗传学家感到泄气，因为大脑多个区域同时在起作用，它们的功能可能取决于许多基因。

近年来一些研究发现，特定的染色体上存在与音乐相关的片段，但这还不足以定位具体的基因。

我们每个人都有一整套由23对染色体组成的遗传信息，包含数万个基因。对于涉及大脑多个区域的才干、天赋或感知能力，没有什么比确定它们对应的基因更加困难。甚至可以肯定，音乐感知或演奏所涉及的每个步骤，都是许多基因共同作用的结果。

到目前为止，我们猜测4号染色体的一些片段与音乐感知和唱歌相关。对于绝对音感，即无需参考音就能识别音符的能力，8号染色体的某些区域似乎在发挥作用。此外，位于17号染色体上的基因SLC6A4与音乐记忆有关，而位于12号染色体上的AVPR1A基因则涉及对音乐的感知、记忆和聆听。然而，还需要更多的研究来证实这些结果，并分离出与之相关的其他基因片段。

遗传学家和研究人员从一种哲学的角度，将遗传表达与音乐做比较，发现我们的DNA就是一张活着的乐谱。

基因音乐

我常常一边弹琴一边在脑子里思考"基因音乐"这一概念。我们知道，DNA（脱氧核糖核酸）是由4种分子构成的双螺旋结构，蕴藏着遗传密码。这些分子是有机物质核苷酸，包括腺嘌呤、胸腺嘧啶、鸟嘌呤和胞嘧啶，其英文首字母构成了我们共有的遗传字母表，其中A与T、G与C之间分别形成化学键。DNA中的化学键组合始终相同。一个基因正是由数千个这样的二元组合形成的长链构成的，而这种组合是无穷无尽的，例如：AAATCCAGCCCCTAA……

若是给每个字母分配一个音符，我们就可以开始音乐创作。在英语中，音阶里的7个音不是用do、re、mi、fa、so、la、si标记，而是从A到G的字母。A实际上是音符la，G是so，C是do，但不幸的是，T没出现在这个"术语表"中。但是，如果G-C代表的是四度音程（so和do），那么可以给A-T分配相同的音程，这样T就是re。于是我们可以用这4个音符

（so、do、la、re）进行即兴创作。这没什么了不起的，因为巴赫在他生命的尽头用自己姓氏的4个字母做了相同的事情。

DNA和蛋白质的音乐

我以为我是唯一一个有把基因和音乐融合在一起这种荒谬想法的人，但事实并非如此。其他研究人员早已付诸实践。早在20世纪70年代，就曾有遗传学家考虑并尝试给组成DNA的4种核苷酸分子和构成蛋白质的22种氨基酸分配音符。最近，一些研究人员已经成功把与疾病相关的缺陷基因转化为乐谱。高桥理枝（Rie Takahashi）是加利福尼亚大学洛杉矶分校的年轻研究员，同时也是一位才华横溢的钢琴家，她把DNA序列转化成了音乐。

她深入阐释了这一概念。在计算生物学家弗兰克·佩蒂特（Frank Pettit）的帮助下，她开发了一种算法，不仅可以将DNA转换为音符，还能把该DNA编码的蛋白质转换为音符。这一算法叫作"Gene2Music"，能够把基因中的信息转化成音乐序列。她的另一个想法是将每种蛋白质转换为和弦，即同时演奏的一组音，而非单个的音。

于是，她将导致亨廷顿舞蹈症的缺陷基因以音乐形式呈现出来，并为这首基因音乐作品取名《亨廷汀》（*Huntingtin*），给人的印象十分深刻。高桥认为这种转化具有科学意义，因为可以通过这种方式快速检测DNA核酸序列或其编码的蛋白质中出现的异常。

来自德国哈雷-维滕贝格马丁路德大学的肿瘤学家马丁·施特格（Martin Staege）开发了一种算法，名为"GEMusicA"，可以将导致多种癌症的基因表达转化为音乐。在此基础上，他将已知的旋律与算法中的声效相叠加，如果旋律中出现错误，则表示被检测的核苷酸序列不具癌症风险。

最近一项研究对比了将基因转换成音乐和直接读取基因序列两种检测基因异常的方法，发现利用音乐检测遗传突变没有任何优势。科学家可以自由选择其中一种方法。实际上，所有这些都与第一章中描述的天体物理学家的方法类似：万达·迪亚斯·梅赛德将电磁信号转换为声音信号，作为弥补她失明的一种迂回措施；迈特·鲁索则用系外行星轨道半径的特点创作音乐。不管是哪种情况，我们都看到了，宇宙中各种现象的本质都是相通的。构成基因组、星系或行星的信息具有内在的和谐，这也是音乐的本质。于是我们再次回到了古希腊哲学家所说的音乐宇宙中。

我在这里不得不提到从艺术与科学中衍生出来的一些商业行为。比如花上几百美元，你就可以寄一份唾液样品给某些公司，他们帮你分析你的基因，告知你真正的"出身"，或者给你一份清单，列出让你容易患上某些特定疾病的基因。这些做法没什么作用，却十分流行。一家名为

"YourDNASong"的公司提供专属于你的音乐，即"扎根于"你的DNA里的音乐。这家公司开发了自己独有的算法，在算法中加入一位作曲家的作品，以该作品的旋律为"蓝本"加以完善后，就能得到你喜欢的风格。结果大家都差不多，他们提供的音乐都是新世纪音乐。我认为这些行为与科学家的工作无关。

从遗传学到音乐的表观遗传学？

一些科学家在寻找音乐的基因，而另一些则更希望讨论音乐的表观遗传学。表观遗传学是一个相当新的概念，已经开始引起公众的关注。这一概念讨论的是细胞分裂过程中的这样一种机制，即在不改变基因本质的前提下，改变基因的表达。简而言之，这些是影响我们基因表达的环境变化。这些变化可能会遗传给我们的后代。因此，表观遗传学解释的是我们如何获得性状，并将这些性状一代一代地传下去，以及反过来，即我们是如何在继承了这些性状又将其全都丢失的。传统遗传学研究的是基因，而表观遗传学研究的是细胞或有机体使用或不使用这些基因的方式。

生物学家早已注意到表观遗传学在自然环境中的影响。蜜蜂喂食幼虫的方式决定了幼虫会成为工蜂还是蜂后，但它们的基因并没有发生变化。从蛋中孵化的小乌龟性别会受到外界温度的影响。因此，环境因素可能会干扰我们基因的表达，例如食物、特定的化学物质、病原体和压力等。

表观遗传学是传统遗传学的另一种快速而灵活的机制。在传统遗传学里，基因的A-T和G-C组合通过自然选择发生变化，但改变需要经过很多代才能完成，因为改变是作用于整个种群的，而不是单个生物的生命周期。当基因编码的突变改变其功能时，自然选择就会发生，无论这种改变能否让个体更好地适应环境变化。具有适应性基因突变的个体得以存活下来，其余个体将消亡。

此外，现在有一些研究人员推测存在"社会表观遗传学"。该理论认为，社会提供的生活条件——例如学习一门乐器——可能会影响一个人的基因表达。这一假说虽然已被提出，但尚未得到科学的证明。

在生物化学水平上，表观遗传学表现为所谓的"甲基化"反应，即细胞在受到反复刺激情况下，其DNA链上会增加一个甲基，抑制DNA的表达，从而改变基因组的表达。这个过程应该是可逆的。但科学家仍需确定与音乐相关的基因，这也是未来一个有趣的研究方向。

然而，个体的音乐才华或技能有多少来自表观遗传学或环境？要回答这个问题，现在还为时过早。音乐大脑十分复杂，还隐藏着不少秘密。未来几年可能会有许多让人惊讶的新发现。

但有一件事已经得到了验证，即学习音乐对大脑有直接且可测量的影响，我们在前文便已论述过。演奏乐器有利于大脑的可塑性发育，大脑中涉及音乐的不同区域的结构和功能也会随之发生变化。神经解剖学的结果让我们观察到音乐家和非音乐家之间的差异：音乐家的大脑中神经元增加了，它们之间的联系也更紧密。更不用说音乐在抗衰老和保护神经方面的好处了。

大脑加油站

 听

多媒体互动纪录片《表观遗传学入门》：

• https://www.youtube.com/watch?v=jJygChR_QPc&list=PL QHtj1tT3oXpaWdpPfajZsegJwBR61YGh

 读

这本书讲述了音乐遗传学成为一门科学的困难和希望：

• Donin, Nicolas, *La musique, objet génétique non identifié?*, Paris, Armand Colin, 2015.

这本书将帮你更好地理解表观遗传学及其影响：

• Carey, Nessy, *The Epigenetics Revolution: How Modern Biology is Rewriting Our Understanding of Genetics, Disease and Inheritance*, Londres, Icon Books, 2012.

第十一章

动物与音乐

> 有些动物听音乐永不厌倦，比如木马。
>
> ——皮埃尔·多里斯[1]

说音乐是智人发明的，是不是有些自以为是了？对此我们能肯定吗？鸟儿和海豚的叫声在表达什么意思？这是一种语言还是一种音乐？或兼而有之？

动物的音乐

有一门学科叫动物音乐学，研究的是动物为了交流而发出的声音中的音乐成分。要定义这个术语，我们就得承认，这些声音能让人产生共鸣。很少有生物学家认可这一观点，但许多哲学家、民族音乐学者、音乐家对这一观点却十分认同，他们都很赞同一本颇受欢迎的书：《音乐、神话、自然，或阿里翁[2]的海豚》（*Musique, mythe, nature, ou Les dauphins d'Arion*）。这本书由法国作曲家弗朗索瓦-贝尔纳·马什（François-Bernard Mâche）在1983年写成。马什是著名作曲家奥利维埃·梅西安（Olivier Messiaen）的弟子。梅西安曾在其多部音乐作品中使用鸟叫声，并因此为人所熟知。在这

---

① 皮埃尔·多里斯（Pierre Doris，1919—2009），法国喜剧演员。
② 阿里翁（Arion）是古希腊传说中的诗人和歌手。阿里翁曾被船上的水手抢劫而被迫跳海，但一只海豚被他的歌声打动，并将他救上岸。

本书中，马什重回由神话传说启发的音乐，探索将动物叫声作为音乐素材来使用，而非只是作为参考或者创作的出发点。这种方式将动物声音视作艺术品。对于音乐创作而言，这是一个有趣的角度，但从科学的角度来看却并不明智。许多研究人员，包括生物学家和民族学家，已经从交流和语言的角度探索了这个领域。

作为交流方式的组织化声音

我们自己的音乐文化会欺骗我们。在我们看来，鸟儿的鸣叫是悦耳的，符合音乐的特征。之前提到，声音信号通过我们的边缘系统进入杏仁核，激发情感。我们希望能从科学上赋予这种"音乐"确切的意义。

这些动物想的不是演奏音乐，而是交流。这些声音更像是赖以生存的语言，而不是可有可无的艺术作品。在动物界，有些物种会发出经过编码的声音，借此表示不同的含义，例如向同伴预警掠食者正在靠近、发出威胁、宣告离开或者发出求偶信号。这些声音信号形式多样，比如尖叫声、吠叫声、口哨声等，听起来就像在唱歌。

人类语言为我们提供了理解动物语言的工具。在语言学中，我们将一定数量的共同特征称为"语言共性"，包括：一门语言的语序，即句法结构；话语的时间组织；言语中微妙的声学模式；声调的高低和陈述的重音。

包括波士顿麻省理工学院的著名语言学家诺姆·乔姆斯基（Noam Chomsky）在内的许多理论家都认为，这些元素实际上是普遍语法的组成部分，因为大脑中存在有助于语言学习的机制，这些元素都是与生俱来的。

鸟类的普遍语法

在麦吉尔大学的勃拉姆斯实验室，研究人员对这种普遍语法十分感兴趣，他们认为动物，尤其是鸟类中可能存在这样一种普遍语法，希望对其进行表征，从而与我们自己的普遍语法进行对比。

生物学家坂田乔恩（Jon Sakata）最近对斑胸草雀进行了相关实验。这种小鸟十分可爱，喙呈红色，能够发出不同模式的声音。每只斑胸草雀都要学会这些鸣声，就像人类学说话一样。坂田教授的团队想知道这些鸣禽对声音的学习是否与生物学因素有关。

因此，他们将斑胸草雀幼鸟养在笼中，让这些小鸟听由5种不同声学元素组成的短歌。研究人员对声音刺激中的五种元素进行了各种可能的随机排列，从而让幼鸟受到不同的声音刺激。然而，这些幼鸟发出的鸣叫声却与在野外生长的成年斑胸草雀一样。这是否可以证明语言共性已经深深地印刻在它们的大脑中？实验室里的小鸟与野生状态的个体相同，在鸣叫的最后都会发出低沉而长时间的"远距离叫声"。它们在鸣叫的开始和中间部分，声音短促而高亢，这一特点也与它们居住在森林中的同类一样。由此可见，它们倾向于使用某些特定的声音模式与自己的同类进行交流。

然而，斑胸草雀没有像人类一样即兴歌唱或创作音乐的能力。因为鸟类的大脑尽管也很复杂，但不具备音乐表达所必需的结构。更重要的是，动物们，尤其是鸟类、海洋哺乳动物、灵长类动物，虽然都使用声音作为信号，但它们有一个共同的弱点，即没有节奏，这也是用音乐作为交流方式的内在缺陷。

动物没什么节奏可言

动物界没有什么节奏可言，但存在一些著名的"特例"。超过600万的YouTube用户在一段视频里看过一只名叫"雪球"（Snowball）的中等头冠凤头鹦鹉，随着"后街男孩"（Backstreet Boys）一首动感十足的歌曲上下摇摆。亚特兰大动物园的黑猩猩坎齐（Kanzi）可以演奏音乐，而且能合得上北卡罗来纳大学生物学家帕特里夏·格雷（Patricia Gray）的节奏。此外，这只黑猩猩以其对多种语言的反应能力而闻名。伟大的流行音乐家彼得·加布里埃尔（Peter Gabriel）曾和灵长类动物一起演奏音乐，并且创作了一些独一无二的节奏，有的动物甚至可以奏出不错的音。但这些都是个例。

科学界认为，"节奏训练"，即生物体与外部节奏同步的能力，在动物界中通常是不足的，除了人类。虽说如此，即使是智人的孩子，节奏感也不是一出生就有的。节奏感在儿童4岁左右时出现。这是一个重要的时期，因为孩子开始展现出与他人进行同步的能力，从而可以成为团队的一员，进行社交活动，参加聚会，而音乐在其中起到很重要的作用。成年之后，这种能力体现在舞蹈中。舞蹈是音乐、节奏和运动之间最高级的同步活动，它能够促进社会凝聚力，是一种演化优势。

鲸美丽的叫声

1970年，美国生物学家罗杰·佩恩（Roger Payne）录制了一张名为《座头鲸之歌》（*Songs of the Humpback Whale*）的专辑。由此，佩恩让全世界都知道了旋律慵懒而又迷人的"海洋音乐"。所有海洋哺乳动物，无论是鲸还是海豚，其生存都特别依赖于声音交流。它们的其他感官，例如视觉和嗅觉，在海上并不是很有效，但声音在水中的传播速度几乎是空气中的4倍。

演化让这些哺乳动物拥有了出色的听力系统和复杂的发声机制，其中最为人所熟知的是座头鲸。

人们提出了几种理论来解释座头鲸的"歌声"。其中接受度最广的理论是寻找伴侣，因为歌声来自雄性，尽管它们不在交配季节也会发出叫声。雄鲸发出的叫声可以不间断地持续几秒钟，声音频率的变化范围接近人的听觉范围，即从20赫兹（每秒20个周期）到24 000赫兹（人类最高能听到20 000赫兹的声音）。

座头鲸发出的每个"音"的频率、振幅和音量都能变化。一段叫声持续大约10秒，包含4—6个音，两段叫声组成一个乐句。先是几个音组成小段，小段再组成整段，这种垂直的层次结构比鸟类的线性鸣叫要复杂得多，更加接近人类语言的结构。但是，对于许多科学家而言，想要知道鲸是否纯粹出于好玩而"歌唱"，这个问题很难解决，甚至几乎不可能。谜题仍然存在……

动物会对我们的音乐做出反应吗？

1837年的一个早晨，查尔斯·达尔文决定去伦敦动物园。他想看一种大型灵长类动物。管理员把雌性猩猩珍妮（Jenny）带到他面前。达尔文对它的行为进行了各种观察，并拿出口琴为它吹奏音乐，不过珍妮没有什么反应。作为博物学家，达尔文既失望又好奇，于是把口琴递给了这只猩猩。珍妮把口琴放进嘴里，想要弄出一些声音，但一切只是徒劳。不过珍妮的这一行为让达尔文十分着迷，他在著作《人类的由来及性选择》中用了整整10页讲述音乐在演化中的作用。他的主要结论是，动物不具备音乐能力，人类在形成语言之前就获得了音乐能力，并将其作为一种吸引的手段，目的是为了繁殖。

还有一些研究考察了动物对音乐的反应，其中有一项针对狨猴的实验。威斯康星大学的研究人员在音乐中巧妙地插入了狨猴在社交或危险预警时发出的声音。狨猴对这种音乐有反应，但对由人类创作、不包含这些附加成分的音乐，却没有任何反应。

来自日本的一个团队给实验室里患有高血压的老鼠播放莫扎特的《D大调第七嬉游曲》（*Divertimento No.7 in D Major*）。结果表明在听音乐时，这些老鼠的血压下降了。研究人员认为，这是乐曲中4 000—16 000赫兹之间的高频音在发挥作用。他们推测这是一种多巴胺分泌机制，与人类一样。我们能否提出这样的假设，即莫扎特音乐中这些相同的频率也会让我们分泌多巴胺？这正是研究人员试图验证的。

可以确定的是，动物的交流系统中存在情感的维度，这一维度在人类的演化过程中得以存续。

哲学家大卫·罗滕贝格的单簧管

如果不提这个毕生致力于研究声音的排列组合如何成为生物有效交流方式的人，我们也就无法探讨音乐和动物之间的联系。大卫·罗滕贝格（David Rothenberg）毕业于哈佛大学和波士顿大学，任教于新泽西理工学院哲学系，同时也是一位音乐家。结合动物音乐学，他创立了独到的研究方法。他作为作曲家和单簧管演奏家已经发行了16张爵士乐专辑，并出版了多部关于音乐与动物之间关系的书籍。

他用单簧管给成千上万种不同的动物演奏过音乐，包括昆虫、鸟类、鲸等，他希望以此与它们建立联系，开启对话。英国广播公司（BBC）还制作了一部关于他探究鸟鸣的纪录片。罗滕贝格在他的著作《美之幸存：艺术、科学与演化》（*Survival of the Beautiful: Art, Science and Evolution*）一书中提出，演化不仅适用于对生存有用的特性，也适用于美。他提到自然界中存在"华丽"的事物，认为动物悦耳的叫声和美丽的外表都参与了演化。他主张美是适应的结果。

人类处在演化链条的顶端，因此渴望进一步的交流就不足为奇了。10万年前，人类的大脑就已经变得十分复杂。人类用声带探索声音，刺激了大脑中的许多区域。在认知和情感方面，人类的经验大大地丰富起来。人类不仅使用声带，还发明了各种旋律乐器和打击乐器来延展声音的范围。于是，人类成功地发展出用声音来表达自我的方式，这是其他动物无法比拟的。音乐由此诞生。

大脑加油站

两部受动物鸣叫启发的音乐作品：

• 由卡米尔·圣桑作曲的《动物狂欢节》：

https://www.youtube.com/watch?v=9EQ6tSGG8O0

• 由奥利维埃·梅西安作曲的《鸟类目录第一卷，蓝矶鸫》：

https://www.youtube.com/watch?v=gq-nnAjLIxc

动物明星带来的视听盛宴：

• 凤头鹦鹉"雪球"跳舞：

https://www.youtube.com/watch?v=N7IZmRnAo6s

• 罗杰·佩恩《座头鲸之歌》：

https://www.youtube.com/watch?v=N7IZmRnAo6s

• 坂田乔恩的研究介绍，《鸟叫与人类语言是否有相同的生物学基础？》：

https://www.youtube.com/watch?v=heMy6dlWvkQ & feature=youtu.be

• 大卫·罗滕贝格为动物演奏单簧管：

https://www.youtube.com/watch?v=egZrPZQjqSw

https://www.youtube.com/watch?v=2wAgIRwq1Qk

第十二章

音乐大脑的未来：
从赛博格到人工智能

今天我们可以用电脑制作音乐，但是电脑一直存在于作曲家的脑海中。

——米兰·昆德拉[1]

随着数字技术的发展，未来我们与音乐，甚至与音乐大脑的关系可能会永远改变。把聆听音乐作为一种共同参与的仪式，从而增强群体的凝聚力，这种时代已经一去不复返了。

20世纪中叶出现的家庭音响让我们能够在家中独自一人或者与朋友家人一起欣赏音乐，而20世纪末互联网的出现则彻底地改变了我们听音乐的方式。无可否认，我们对音乐的选择也因此发生了变化。

无论是在拥有百万居民的市中心拥挤的街道上，还是在太平洋上方1万米高空的喷气式飞机里，抑或是在魁北克远北地区寂静的森林里，我们只要戴上耳机，就能用喜欢的音乐愉悦耳朵和大脑，仿佛把自己置身于一个泡泡当中，与外界隔离。这样带来的结果是，听音乐越来越脱离物质载体而存在，一切皆有可能，我们可以听最时尚的音乐，也可以选择与时下毫不相干的音乐。

凝聚人心的仪式被多样化的个人需求所代替：休息、思考、消遣、独处、冥想，或者只是获得纯粹的愉悦。这种听

---

[1] 米兰·昆德拉（Milan Kundera，1929— ），捷克著名作家，代表作包括《生命中不能承受之轻》《生活在别处》《笑忘书》等。

音乐的新方式也威胁到音乐的长期传承。在这方面，全球的音乐消费都在增长。这种范式的转变考验的是音乐在我们的文化中长期以来所扮演的社会角色。

这种演变甚至影响到音乐的生产：从最早把兽皮绷在鼓上，到用骨头制成最早的笛子，再到钢琴、风琴和弦乐器，一直到今天我们所处的数字时代。我与其他作曲家一起创作音乐时，他们会用到储存在电脑中的声音库和虚拟乐器，这些素材的数量是如此之多，能够形成无穷无尽的组合。因此，虚拟音乐创作者给我们提供的是一个圈套，我们的大脑以为它听到的是交响乐，但其实那些都是合成的声音。

电声音乐、具象音乐和电子音乐

晶体管在第二次世界大战结束后不久便被发明出来，磁带录音和电磁波也开始得到应用，音乐世界由此发生了翻天覆地的变化。没有乐器也能产生新的声音，前所未有的声音世界出现了。一些作曲家开始利用这些声音来创作大脑从未感受过的音乐，其中最著名的包括法国的皮埃尔·舍费尔（Pierre Schaeffer）和德国的卡尔海因茨·施托克豪森（Karlheinz Stockhausen）。

皮埃尔·舍费尔在巴黎发起所谓具象音乐运动时，施托克豪森在科隆开创了电声音乐。这些都是所谓的探索性音乐、当代音乐，存在于任何调性系统之外。这类音乐不一定包含我们所熟知的西方音乐的经典元素，旋律、和声、节奏都发生了深刻的变化。音乐的模式被打破了。前文探讨的音乐大脑以不同的方式适应着这些新刺激。舍费尔很清楚这一点，开始思考他所谓的"声音对象"对音乐的感知现象。在《音乐对象论》（*Traité des objets musicaux*）一书中，舍费尔说，如果创作这种新音乐就是为了被听到，那就必须像发明一种新语言一样对其进行编码，并且必须从我们的声音感知出发，对其进行构建。

20世纪六七十年代，罗伯特·穆格（Robert Moog）等发明家发明了电子乐键盘、合成器等，从而推动了摇滚乐、爵士乐、流行乐和电影音乐的另一场声音革命。

随后，在20世纪80年代出现了音序器技术。有了这一发明，就能以数字形式再现各种乐器和人们能想象到的所有合成音，并采用通用的MIDI语言相互通信。MIDI语言是一种通信协议，也是一种文件格式，可用于电子乐器、控制器、音序器和音乐软件之间的通信。现在，摆在作曲家和音乐家面前的是无穷无尽的声音，以此为基础，再加上一点创作和灵感，就能得到无限的音乐。

最近，神经科学对音乐的感知研究有了新进展，受此启发，我们不禁好奇电子音乐对边缘系统、杏仁核以及所有情绪相关区域的作用。我们对电声会有情绪上的反应吗？如果有，是怎样的反应？与所有新型创作形式一样，电声音乐在教育和公共场合的传播都非常重要。通过这样的传播，人们能够听到电声音乐，而电声音乐也能融入大众文化。显然，探索新声音的当代音乐正与流行音乐、摇滚乐和爵士乐这些容易被接受的音乐形式进行着激烈的竞争。

如今，人工智能研究者认为，人甚至可以退出创作过程。例如，在我的专业领域新闻行业中，借助人工智能，无需记者也能进行报道。这种特技能够消弭人与人之间的互动，不需要记者到实地收集信息，而且能够在诸如经济新闻这样的领域中，提供信息丰富、基于事实的文本。但是，深度分析、写作风格和人文维度却会消失。人工智能创作的音乐也会是这样吗？

虚拟作曲家

Iamus是一台无需人工干预即可创作音乐的计算机，由西班牙马拉加大学和Melomics公司的工程师共同制造。它有一个小房间那么大，外形像个大脑，红黑色相间，看起来很时髦。Iamus于2010年创作了《作品一号》（*Opus 1*），这首乐曲后来由伦敦交响乐团演奏并录制成光盘。

Melomics公司的目标是向客户销售完全由计算机谱写的、满足其需求和喜好的音乐。这样的音乐真的能够作用于我们的伏隔核、杏仁核或海马，并释放多巴胺和皮质醇吗？效果有待观察。研究表明，歌曲排行榜上最成功的曲子正是能够让人释放多巴胺最多的歌曲。要了解的是如何把"成功配方"写入计算机：朗朗上口的旋律，令人振奋的节奏，醉人心脾的和声和音色。

2012年，Iamus以20世纪中期至20世纪末的作曲风格创作了一首当代钢琴作品，名叫《巨人》（*Colossus*）。经过钢琴家古斯塔沃·迪亚斯·赫雷斯（Gustavo Diaz Jerez）的演绎，作品的特色、表达手法的细腻、音乐的表现力和一些无形的东西，都得到了提升。

赫雷斯说，他作为演奏者的贡献可以添加到Iamus的计算机程序中，让音乐的"灵魂"越来越多地成为计算机程序的一部分。钢琴家可以被安装在钢琴里的自动演奏机制代替。就我而言，我认为这项研究的目标无可厚非，但是构思并不巧妙。毫无疑问，几年之内会有更多技术出现，实现作曲的完全自动化。这种形式的人工智能必将达到惊人的、几乎可以与人类媲美的创作水平。

创作你自己的歌曲！

这些创新不仅出现在古典音乐和所谓的严肃音乐领域，流行歌曲也不例外。索尼正在积极利用人工智能进行音乐创作。索尼计算机科学实验室开发了"流动机器"（Flow Machines）软件，可以用我们感兴趣的风格创作自己喜欢的音乐。

法国作曲家伯努瓦·卡雷（Benoît Carré）与巴黎第六大学合作开展了一个项目。首先，他为《爸爸的车》（*Daddy's Car*）这首歌填词，然后在软件中选择"披头士"风格，将曲和词结合起来，产生的作品听上去还挺像回事。现在还有像"安培音乐"（Amper Music）这样的服务供艺术家使用，用来创作音乐，进行编曲。这些实验仍然需要作曲家、演奏者和人工智能之间的互动。未来几年，这类实验会越来越多，最终有一天作曲家可以完全放手。

然而，人工智能在音乐创作中的应用可能会损害作曲家的创造力。作曲家会让音乐跟随社会环境一起变化。人工智能闭门造车就能创作出成功的歌曲，但即使不考虑作曲家传统的音乐创作方式带来的文化效应，这样的人工智能对于创造力和社会效益也毫无益处。

人体音乐：让大脑唱起歌来

我曾多次提到电磁波和声波，这两种波是不同的。许多科学家都对二者之间的转换颇感兴趣，比如天文学家万达·迪亚斯·梅赛德就喜欢"聆听"超新星的爆炸。

一些研究人员想用脑电波来做同样的事情。脑电波是由大脑的电磁活动产生的。提取"大脑音乐"的第一次尝试可以追溯到20世纪70年代，但当时缺乏像今天这样先进的设备。现任巴黎高等师范学校认知研究系研究员斯蒂芬·惠特马什（Stephen Whitmarsh）能够如实地将大脑的电磁信号转换为声波。这一研究得出的结果十分惊人，实验中受试者整个头部都覆盖着电极，他需要保持静止，集中注意力开始思考，或者干脆胡思乱想，这时从他脑子里发出的声音似乎来自另一个宇宙。

如今，音乐家、跨学科艺术家和神经科学家建立了一个开放的平台（网址是EEGsynth.org），用于探索大脑及人体其他部位发出的声音，比如肌肉和心脏。斯蒂芬·惠特马什的初衷是研究觉醒和专注度不同的状态，而他现在则为艺术家和科学家筑起一个相互促进的交流平台，以呈现源自人体的音乐。

惠特马什还有一个实验是将舞者的编舞转变为音乐。舞者身上贴满了电极，她的每个动作产生的电信号都由计算机进行采集，并转换为声波。惠特马什会让音乐家根据由这段舞蹈转化而来的音乐进行即兴创作。

超越大脑，走向赛博格

一些研究人员超越了利用人工智能创作音乐的想法，更超越了将人体的电信号转换成音乐的想法。他们真的将人类融入机器，这就是赛博格——控制论有机体。

我们已经身处一个与数字技术融合的时代。想想人工耳蜗吧，它可以改善重听者的听力。智能手机和互联网也朝着赛博格化的方向发展，因为二者都在增强我们感官和认知的能力。

史蒂夫·曼（Steve Mann）是最早的赛博格。他是多伦多人，曾在美国剑桥的麻省理工学院学习。他成年后有很大一部分时间都戴着视觉增强系统。这种系统把摄像头集成到眼镜中，而眼镜则接入他随身携带的计算机。

史蒂夫·曼不想被贴上赛博格的标签，他更喜欢被称作"人体集成计算机科学之父"。他通过过滤器来观看现实场景，这些过滤器经由计算机程序为他提供周围世界的信息。比如说，他可以让程序屏蔽视野中所有的广告，从而改变对世界的感受。

史蒂夫·曼是该领域的先驱，在他之后，不少年轻人也成了赛博格，其中一些涉及听觉和音乐。西班牙巴塞罗那的研究人员组成了一个小组，爱尔兰钢琴家和作曲家尼尔·哈比森（Neil Harbisson）也是其中一员。和其他钢琴家不同，哈比森出生时患有一种罕见的疾病：全色盲症（achromatopsie）。他只能看到深深浅浅的灰色，完全没有辨别色彩的能力。幸运的是，钢琴键只有黑白两色。2003年，他听了亚当·蒙丹顿（Adam Montandon）的讲座，蒙丹顿研究的是控制论，主攻感官的延伸。于是，哈比森萌生了制造

"眼博格"的想法，他把微型摄像机安装在头骨上，将视野中所有色彩的光波转换成声波。

这项技术涉及微音调，即音高的细微差别。"眼博格"可以测出超过360种色彩对应的频率。例如，蓝紫色的高频光波对应的声波频率很高，而低频光波，比如红色，对应的声波频率则很低。色彩饱和度由不同的音量来表示。"眼博格"甚至可以发出红外线和紫外线的色调。

在赛博格中，大脑和音乐是如何产生联系的呢？尼尔·哈比森用"眼博格"创作音乐。他通过聆听各种面孔的颜色创作了一系列音乐作品，称为《声音肖像》（*Sound Portraits*）。利用这项技术，他给查尔斯王子、伍迪·艾伦（Woody Allen）和莱昂纳多·迪卡普里奥（Leonardo DiCaprio）都"画过"肖像。他的技术将面部各部分不同的颜色转化为声音。这些音乐作品以360条旋律线谱写，每条旋律线代表哈比森感觉到的一种色调，这的的确确是一张面孔的声音作品。

哈比森称他的增强现实为"声音色彩学"，意思是以客观而普遍的方式将每种颜色解读为一种声音。

电子游戏里迷人的音乐：一种凝聚人心的新仪式

麻省理工学院媒体实验室认为，大脑、科技和音乐之间的融合即将发生。实验室的音乐、思维和机器研究小组正在努力调试音频技术，以便将其集成到电子游戏、虚拟现实耳机和3D视频中。这样做的目的是改善听觉感知，并把音乐与虚拟体验更好地融合起来。而这些都要归功于我们对音乐的感受和认知。

电子游戏和网络游戏产业规模庞大，2016年全球营业额超过1 000亿美元，预计到2020年每年都会增长6%以上。所有玩家都在谈论激动人心的挑战关卡和超乎想象的视觉享受，以及游戏中逼真的音效和迷人的声音世界。

在音乐方面，年轻的作曲家们默默无闻地在幕后工作，把电子编曲中引人入胜、不断重复的旋律嵌入游戏的音效背景中。这些旋律构成的电子游戏音乐颇具魅力，世界各大交响乐团都在音乐会上演奏这类乐曲，以吸引新的、更年轻的听众。

卡伦·柯林斯（Karen Collins）是安大略省滑铁卢大学互动音乐研究主席。对她而言，游戏的声音世界涉及整个音乐大脑，强烈的情感因素触动着玩家的边缘系统，这让玩家在回应游戏指令时，能够从中获得奖励和愉悦。

这种音乐融入了虚拟世界，是一种控制论的延伸，将玩家束缚其中，使其完全沉浸于一个现实中不存在的世界里。但说到底，这种音乐与那些人类历史上重大仪式中的音乐有什么区别呢？对于最近的两代人而言，电子游戏本身已成为一种仪式，将世界各地的数百万年轻人聚集在一起。当然，这是一种逃避，就像被魔鬼附身一样，让人想起众人在相同的节奏和歌声的作用下，整齐划一地庆祝战争胜利、祭祀神灵或者欢庆丰收的情景。

对未来的反思

我们将走向什么样的音乐世界？在城市里走一走，坐一坐公交，我们就能看到，音乐不只是一种把人们聚在一起举行庆祝仪式的工具。微型电子设备、手机和平板电脑正在将音乐"打散"。听音乐已成为一种个人活动，每个人都按照自己的喜好建立了一个定制化的音乐世界。

几年之内，带耳塞的虚拟现实眼镜将走进普通人的日常生活，他们将浸润在声音和视觉世界中，这项发明肯定会对大脑产生深远的影响。这种合成的世界完全随着音乐而振动，而音乐产业则会竭尽所能地让人沉醉于声音之中。

如果音乐具有凝聚作用的理论仍然有效，如果音乐发展到今天能让我们拥有更强大的社会凝聚力，那么独自听音乐甚至听到厌烦的新生代身上会发生什么呢？音乐大脑将如何适应？有人会说，我们正处于感官革命、创作革命和音乐表演革命的十字路口。我对此深信不疑。但是，我们希望创作者、表演者和音乐爱好者依然能够在音乐中找到自己的位置。我们希望将来的音乐能够考虑到人类所有的音乐遗产：从我们心跳的节奏到大地之歌的旋律。

大脑加油站

电脑Iamus谱写的交响作品《Iamus》2013年于全球首演：

- https://www.youtube.com/watch?v=PzrcoqpnZqA

电脑Iamus作曲的钢琴独奏曲《巨人》：

- https://www.youtube.com/watch?v=yGrzzZupYVI

尼尔·哈比森2012年的TED演讲《我能听见颜色》：

- https://www.youtube.com/watch?v=ygRNoieAnzI

索尼计算机科学实验室人工智能创作的《爸爸的车》：

- https://www.youtube.com/watch?v=LSHZ_b05W7o

了解20世纪发生的几次音乐革命：

- Schaeffer, Pierre, *Traité des objets musicaux*, Paris, Éditions du Seuil, 1966.
- Schaeffer, Pierre, *À la recherche d'une musique concrète*, Paris, Éditions du Seuil, 1952.

一本讨论自动化和人工智能的到来及其影响的书：

- Devillers, Laurence, *Des robots et des hommes*, Paris, Éditions Plon, 2017.

尾声

一部未完成的交响曲

知道如何弹奏音符并不意味着拥有让人动容的力量。音乐像人一样有灵魂，也必须让它被听到。

——赫比约格·瓦斯莫[1]

《蒂娜之书》(*Le Livre de Dina*)

科学的局限性

对于我们庞大而复杂的大脑，很多东西仍然有待了解。上个世纪我们取得了惊人的突破，但是科学只是追问世界如何运转的一种方式。科学家有责任和义务去质疑，去不断地怀疑，但科学很少能达到终极目的。今天的科学真理在一个世纪后可能并不成立。

几年来，一些神经科学研究人员对已发现的东西、使用的方法和许多研究结论提出质疑。大脑是否真的把对现实的分析和重建放在了不同的格子里？我们真的准确找到了负责音乐感知和演奏的区域吗？

音乐，一种研究大脑的方法

许多研究人员，尤其是心理学家和精神病学家，都强调

---

① 赫比约格·瓦斯莫（Herbjørg Wassmo，1942— ），挪威小说家。

说被用来解释大脑工作原理的医学影像结果实际上经过了十分严重的简化。精神病学家萨利·萨特尔（Sally Satel）和心理学家斯科特·O.利林菲尔德（Scott O. Lilienfeld）在《洗脑》（*Brainwashed*）一书中讲述了一个著名的实验。在实验中，一条活鲑鱼被置于功能性磁共振装置中，然后向它展示人脸图像，并用影像学设备检测鲑鱼大脑发生活动的区域。但后来研究人员却发现，那条可怜的鱼当时已经死了。

罗伯特·A.伯顿（Robert A. Burton）博士写了一本有趣的书：《神经科学讲什么》（*A Skeptic's Guide to the Mind*）。他在书中解释道，可以根据特定大脑区域记录下来的活动来检测这样或那样的疾病或者行为，这就是"神经决定论"。还有一些现象，比如天才和意识，都过于复杂，涉及的因素很多，不可能用一个只局限于大脑中几个精确区域的机制就能够解释。

也许吧。但是正如音乐神经科学家罗伯特·扎托雷所说，要理解大脑如何运作，音乐可能是最理想的模型。我之前也试图阐明，大脑没有专门的音乐区域，而音乐能够激活大脑负责其他功能的区域。罗伯特·扎托雷和其他人的发现证明了大脑用于解码音乐的复杂组织。现在科学家们也意识到，遗传和环境在音乐与我们的关系中同样起着至关重要的作用。

未来在连接组学之中

2013年，我荣幸地参与了"人类神经连接组项目"（Human Connectome Project）。这是美国国立卫生研究院一项雄心勃勃的工作，目标是绘制大脑的"布线图"，反映不同区域之间的相互连接。在波士顿哈佛大学的生物医学成像实验室里，我在一个新一代医学成像设备里度过了一个多小时。

这个强大的设备可以准确地测量大脑中水分浓度的差异，其原理是通过水分子的扩散来记录磁共振。设备拍下来的照片就是你在本书封面上看到的人脑的内部"写真"，看起来就像一盘意大利面。让我来为你描述一下这个结构。首先，我在本书中描述的区域是大脑皮质，即大脑表面的灰质区域。这些区域并不是相互分离的，而是由称为白质的神经束连接在一起。神经束被白色的髓鞘包裹着，使得电信号能够在不损失能量和速度的情况下传播。扩散磁共振造影反映的是水在这些神经束中的运动轨迹。图像经过人工上色后，可以帮助我们在这些迂回曲折中找到位置。

可以预见，终有一天，我们能清晰而准确地描绘出信号在音乐大脑不同区域中的传导。但目前这类设备数量太少，而且价格昂贵，无法满足我们在各个领域进行系统性研究。但它的广泛应用将揭示灰质和白质之间的联系，描绘出音乐在我们大脑中的确切传导路径。

越来越多的用处

2017年，美国国立卫生研究院启动了"声音健康"（Sound Health）项目——称为"音乐与健康"项目似乎更贴切。这是弗朗西斯·柯林斯（Francis Collins）博士的一项创举。柯林斯博士是美国最伟大的研究人员之一，他在20世纪90年代率先开展人类基因组测序项目，并因此闻名。但鲜为人知的是，他还拥有一支乐队，名叫"经济实惠摇滚乐队"（Affordable Rock'n Roll Band），并担任主唱和吉他手。"声音健康"项目旨在研究音乐在儿童发育、疼痛控制、治疗阿尔茨海默病和自闭症等方面的益处。

通过与著名女高音歌唱家凯瑟琳·芭特尔（Kathleen Battle）等知名人士以及约翰·肯尼迪表演艺术中心的合作，该项目将提高公众和决策者对音乐治疗价值的认识。这些举措至关重要，因为要提升音乐疗法，还有许多重大发现等待我们去挖掘。

我的亲身经历

本书汇集了我多年来的思考。我曾经以音乐会讲座的形式分享我这些想法，主题是"会说话的钢琴"。在讲座中，我用音乐开启大脑之旅。坐在钢琴前，我时而即兴演奏，时而弹奏流行乐曲，以此鼓励听众思考音乐感知的原理以及它在我们生活中的重要性。许多观众的评论都让我感动。有一次，我在演示生硬而不和谐的当代音乐时，一位女士告诉我，这段音乐让她想起爱抚孩子时温柔亲密的时刻。

不管这种反应可以用什么样的神经生理学原理来解释，这段话都让我深受触动，因为它证明了大脑和人性的复杂。音乐让我们心驰荡漾，常常使我们产生意想不到的反应。音乐既来自我们的感知结构，也源自我们的回忆和最私密的经历。

最近我和另一位音乐家皮埃尔·班多克（Pierre Bündock）一起创作了一张钢琴和电子音乐作品的专辑。我们采用的是即兴创作的方法。从保护君主斑蝶到寻找外星生命，每首作品讲述的都是一个科学故事。这些主题宏大的音乐，正是来自于我们的前额叶。能够捕捉并记录大脑在这些时刻发生的一切，真是太棒了。我希望科学研究能够对人类这些无形而具有创造性的能力做出更深入的解读。

结论：享受音乐

最初的生物依靠多种交流手段生存。音乐的诞生是漫长演化的结果。

我们谦卑地接受智人美妙的创造力。这种创造力让智人能够捕捉、理解和利用自然界和谐的声音。

我们的大脑具有出色的适应能力，能够辨别音乐中细微的差别，让我们品味不同的旋律、和声与节奏，让我们心生涟漪。我们的意识就像乐队指挥一样，将大脑的各个区域统一起来，不断地传送着来到我们耳边的音乐。我们可以相信，大脑演奏的交响曲能够忠实于我们所听到的音乐。

音乐也是一种复杂而丰富的刺激，我们的大脑必须努力工作，才能分离出所有成分，然后连续、实时地对这些成分进行重组。这体现了大脑中电流活动的超高效率。这本身就是一种非同寻常的现象。

数百年来，人们的思考和研究让我们认识到音乐不是一个谜，而是一个不断更新的发现之旅。音乐影响着大脑的许多区域，因此必然会改变我们。我们大脑中的交响曲就是大自然的奇观。

致　谢

我要感谢编辑雷蒙德·勒米厄（Raymond Lemieux），是他坚持要我把对音乐科学的热情进行总结。我也非常感谢麦吉尔大学音乐媒体和技术跨学科研究中心（CIRMMT）的伊莎贝尔·珂赛特（Isabelle Cossette）教授听取我的想法，并为我提供建议。在本书中，我广泛引用了国际大脑、音乐和声音研究实验室的工作。我要特别感谢该实验室的两位联合创始人伊莎贝尔·佩雷兹和罗伯特·扎托雷，他们在自己领域中所做的杰出工作回答了我的诸多疑问。非常感谢本书初稿的读者：克莱尔·马尔尚（Claire Marchand）、爱丽丝·邦多克（Alice Bundock）、妮可·欧莱特（Nicole Ouellette）、苏珊·狄昂（Suzanne Dionne）和莱恩·加尼翁（Line Gagnon）。

我父亲没有在我青春期一时兴起时，同意我做一名钢琴家。我要向他致敬，因为我觉得自己作为科学记者做了很多有益的工作，这要比我继续投身于没什么天赋的音乐事业的成就多得多。最后，我要感谢我的妻子克莱尔·马尔尚，她是我的灵感之源，感谢她在本书写作过程中对我的担待，因为写书本身就是一种奉献。

　　最后谢谢你，亲爱的读者。希望这场音乐的人文与科学之旅令你惊叹。

参考文献

BEATY, Roger, The neuroscience of musical improvisation, Amsterdam, *Neuroscience and Biobehavioral Reviews*, Amsterdam, Éditeur Elsevier, 2015. https://www.sciencedirect.com/science/article/pii/S0149763415000068?via%3Dihub

BOULEZ, Pierre, Changeux, Jean-Pierre et MANOURY, Jean-Pierre, *Les neurones enchantés : Le cerveau et la musique*, Paris, Éditions Odile Jacob, 2014.

BRADT, Joke, DILEO, Cheryl et POTVIN, N. *Music for stress and anxiety reduction in coronary heart disease patients*, The Cochrane Database of Systematic Reviews (12): CD006577, 2013.doi:10.1002/14651858. CD006577.pub3. PMID 24374731.

BURTON, Robert, *A Skeptic's Guide to the Mind: What Neuroscience Can and Cannot Tell Us About Ourselves*, Stuttgart, St. Martin's Griffin, 2014.

CAMPO, Pierre, *L'audition*, Plombières les bains, Éditions Ex Aequo, 2016.

CAREY, Nessy, *The Epigenetics Revolution: How Modern Biology is Rewriting Our Understanding of Genetics, Disease and Inheritance*, Londres, Icon Books, 2012.

DARWIN, Charles, *La descendance de l'homme et la sélection sexuelle.* Tome

1 et 2, Paris, Hachette Livre BNF, 2012.

DEVILLERS, Laurence, *Des robots et des hommes*, Paris, Éditions Plon, 2017.

DONIN, Nicolas, *La musique, objet génétique non identifié?*, Paris, Armand Colin, 2015.

EKLUND, Anders, NICHOLS, Thomas E. et KNUTSSON, Hans, Washington, Proceedings of the National Academy of Science, 2016. https://www.ncbi. nlm.nih.gov/pmc/articles/PMC4948312/

EUSTACHE, Francis, LECHEVALIER, Bernard et PLATEL, Hervé, *Le cerveau musicien*, Paris, Éditions De Boeck Supérieur, 2010.

FORESTIER, Richard, *Tout savoir sur la musicothérapie*, Lausanne, Éditions Favre, 2011.

GOLD, Christian, VORACEK, Martin et WIGRAM, Tony, Effects of music therapy for children and adolescents with psychopathology: a meta-analysis, *Journal of Child Psychology and Psychiatry*, 45(6):1054-1063, 2004.

GOLD, Christian, VORACEK, Martin, WIGRAM, Tony, Predictors of change in music therapy with children and adolescents: the role of therapeutic techniques, *Psychology and Psychotherapy: Theory, Research and Practice*, 80: 577-589, 2007.

GOULD, Stephen Jay, *Comme les huit doigts de la main. Réflexions sur l'histoire naturelle*, Paris, Éditions Points Sciences, 2000.

GRZYBOWSKI, Andrezj et SAK, Jaroslaw, Antonio Scarpa (1752-1832), *Journal of Neurology, Springer*, 2013. https://www.ncbi.nlm.nih.gov/pmc/articles/PMC3566389/

HACHMEISTER, Jorge E., An abbreviated history of the ear: from Renaissance to present, New Haven, *Yale Journal of Biology and Medicine*, 2003. https://www.ncbi.nlm.nih.gov/pmc/articles/PMC2582694/

HELMHOLTZ, Hermann von, *On the sensation of tone as a physiological basis for the theory of music*, Londres, Longmans, Freen and Co., 1885.

JACQUEMARD, Simone, *Pythagore et l'harmonie des sphères*, Paris, Éditions du Seuil, 2004.

JANKELEVITCH, Vladimir, *La musique et l'ineffable*, Paris, Éditions Points, 2015.

KEPLER, Jean, *L'Harmonie du monde*, Paris, Éditions Albert Blanchard, 2000.

KEPLER, Johannes, *Harmonices mundi*, Google Books, 1619. (Livre numérique en ligne.) https://books.google.ca/books/about/Harmonices_mundi_libri_V.html?id= ZLlCAAAAcAAJ&redir_esc=y

KEPLER, Johannes, *The Harmony of the World*, Édition American Philosphical Society, 1997. (Livre numérique en ligne.) https://books.google.fr/books?id=rEkLAAAAIAAJ&pg=PA411&redir_esc=y&hl=fr#v=onepage&q&f=false

KOYRÉ, Alexandre, *La révolution astronomique: Copernic, Kepler, Borelli*, Paris, Éditions Les Belles Lettres, 1961.

L'ÉCHEVIN, Patrick, *Musique et médecine*, Paris, Éditions Stock, 1981.

LEMARQUIS, Pierre, Sérénade pour un cerveau musicien, Paris, Éditions Odile Jacob, 2009.

LÉVINE, Claude-Samuel et VAUCLAIR, Sylvie, *La Nouvelle Musique des Sphères*, Paris, Éditions Odile Jacob, 2013.

LEVITIN, Daniel J., *De la note au cerveau*, Montréal, Éditions de l'Homme, 2010.

LEVITIN, Daniel J., *This is Your Brain on Music: The Science of a Human Obsession*, New York, Dutton, Penguin Group, 2006.

MAGEE, Wendy L., CLARK, Imogen N., TAMPLIN, Jeanette, BRADT, Joke, *Music interventions for acquired brain injury*, The Cochrane Database of

Systematic Reviews, 2017. doi:10.1002/14651858. CD006787.pub3. ISSN 1469-493X. PMID 28103638.

MIENDLARZEWSKA, Ewa A. et Trost, Wiebke J., How musical training affects cognitive development: rhythm, reward and other modulating variables, *Frontiers in Neuroscience*, 2013. doi: 10.3389/fnins.2013.00279.

MITHEN, Steven, *The Singing Neanderthals: The Origins of Music, Language, Mind, and Body*, Cambridge, MA, Harvard University Press, 2007.

PATEL, Aniruddh D., *Music, Language, and the Brain*, Oxford, Oxford University Press, 2010.

PATEL, Aniruddh D., Why would Musical Training Benefit the Neural Encoding of Speech? The OPERA Hypothesis, *Frontiers in Psychology*, 2011. https://dx.doi.org/10.3389%2Ffpsyg.2011.00142

PERETZ, Isabelle et ZATORRE, Robert J., *The Cognitive Neuroscience of Music*, Oxford, Oxford University Press, 2003.

PERETZ, Isabelle et al., *Without it no music: cognition, biology and evolution of musicality*, Londres, The Royal Society Publishing, Philosophical Transactions B, 2015. https://dx.doi.org/10.1098%2Frstb.2014.0088

PINET, Patrice, *Les musiciens, la maladie et la médecine: de Guillaume de Machaut à Béla Bartók*, Paris, Éditions L'Harmattan, 2017.

PLATON, *La République*, Paris, Garnier Flammarion, 2002.

RAULIN Cerceau, Florence, *La recherche de vie extraterrestre*, Toulouse, Uppr Éditeur, 2016.

SACKS, Oliver, *Musicophilia. La musique, le cerveau et nous*, Paris, Éditions du Seuil, 2009.

SAGAN, Carl, *Contact*, Paris, Éditions Pocket, 1997.

SAGAN, Carl, *Cosmos*, Villeneuve-Loubet, Éditions Sélect, 1981.

SATEL, Sally et LILIENFELD, Scott O., *Brainwashed: The Seductive Appeal of Mindless Neuroscience*, New York, Basic Books, 2015.

SCHAEFFER, Pierre, *Traité des objets musicaux*, Paris, Éditions du Seuil, 1966.

SCHAEFFER, Pierre, *À la recherche d'une musique concrète*, Paris, Éditions du Seuil, 1952.

SCHYFF, Dylan van der, SCHIAVIO, Andrea, Evolutionary Musicology Meets Embodies Cognition: Biocultural Coevolution and the Inactive Origins of Human Musicality, *Frontiers in Neuroscience*, 2017. https://doi.org/10.3389/fnins.2017.00519

SELF, Michelle, *Extraordinary Gifts, Unique Challenges: Williams Syndrome*, North Charleston, CreateSpace, 2014.

TAMMET, Daniel, *Je suis né un jour bleu*, Paris, Éditions J'ai lu, 2009.

TOMLINSON, Gary, *A Million Years of Music: The Emergence of Human Modernity*, Brooklyn, Zone Books, 2015.

VAILLANCOURT, Guylaine, *Musique, musicothérapie et développement de l'enfant*, Montréal, Éditions de l'Hôpital Sainte-Justine, 2005.

VERGNON, Laurent, *L'audition dans le chaos*, Paris, Éditions Masson, 2008.

ZATORRE, Robert J. et SALIMPOOR, Valorie N., *From perception to pleasure: Music and its neural substrates*, Proceedings of the National Academy of Science, 2013. https://dx.doi.org/10.1073%2Fpnas.1301228110

图书在版编目（CIP）数据

音乐与大脑：艺术与科学的奇妙旅程 /（加）米歇尔·罗雄著；杨恩毅译 . —北京：商务印书馆，2021
（2023.8 重印）
（新科学人文库）
ISBN 978-7-100-20235-0

Ⅰ.①音… Ⅱ.①米… ②杨… Ⅲ.①音乐疗法—普及读物 Ⅳ.① R454.3-49

中国版本图书馆 CIP 数据核字（2021）第 153044 号

新科学人文库

音乐与大脑：艺术与科学的奇妙旅程
〔加〕米歇尔·罗雄　著
杨恩毅　译

商 务 印 书 馆 出 版
（北京王府井大街36号　邮政编码100710）
商 务 印 书 馆 发 行
北京市十月印刷有限公司印刷
ISBN 978 - 7 - 100 - 20235 - 0

2021 年 10 月第 1 版　　　开本 880×1230　1/32
2023 年 8 月北京第 2 次印刷　印张 5¼　插页 4
定价：50.00 元

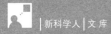

作者简介

米歇尔·罗雄（Michel Rochon）是加拿大科学记者，生理学专业背景，擅长科普写作，主要研究方向是医学健康领域，参与录制多档电视节目。

译者简介

杨恩毅，2012 年毕业于外交学院，获硕士学位，就职于国家图书馆，出版译著《战略情报的批判性思维》《理性的多向思考者》《莫奈》等。

责任编辑：张　璇

装帧设计：李杨桦